U0189191

犀照·意解心开

案頭書
DESK BOOK

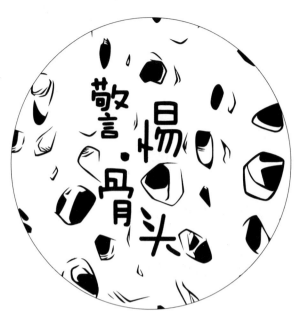

警惕·烫骨头

田伟——著

中国科学技术出版社
·北京·

目录

"铁骨铮铮"过一生

一转眼从毕业做骨科医生已有30余年了，因为有幸在全国最好的骨科医院工作，接触到了无数患者，有了很高的专业水平。回首过去，心中感慨万千。一是骨科相关的病太多、太常见了。日本学者做过一个权威的统计，2008年日本有腰痛症患者3300万人，膝关节退行性骨性关节炎患者3000万人；而同一时间有高血压患者3500万人，高脂血症患者2200万人。可见骨科疾病就与高血压、高脂血症等内科疾病一样普遍，这还不包括各种外伤造成的骨折、韧带损伤、软骨损伤、肌肉拉伤等。几乎每个人都有可能和骨科医生打交道。二是虽然骨科疾病如此普遍，可是我们对它了解多少呢？真是少得可怜。甚至对它有很多错误的理解和认识。因此，得了相关的病，有些人根本不知道到哪里就医比较好。此外，由于国内的医生水平参差不齐，有些医生不是很专业，有时不同医生的建议会有很大不同，这使得患者不知道该如何判断。

另外，社会上还有很多的"神医"，经常展示一些魔术性的"治疗"来欺骗患者，比如"空手变药丸""肚子里有神说话""施加磁场""发功诊病治病"，或者"凌空取出病变组织"等。国外这种"神医"也早已有之，在17世纪比较常见。但是在科学发展的今天还有这么多人相信"神医"，实在是令人遗憾。

记得很久以前我还是年轻医生的时候，在门诊遇到一位农民患者。他朴实地告诉我，自己前臂曾经折断过，当时找到一位"神医"，在胳膊上垫个小手绢，轻轻一按一拉，就完全复位了，到现在是什么活都可以干。当时我佩服得不行：眼前浮现出武侠小说里大侠客的身影，果然民间有高人啊！虽然按学到的科学知识判断这是不可能的事情，可是那时我对武侠小说很痴迷，觉得或许会有很多不可思议的绝技存在。当时我兴冲冲地把患者的胳膊捧在手里仔细地看，可是仔细检查后发现局部有些变形，旋转也很差。我还是不甘心，把患者带去拍了X线片。结果让我大失所望，患者当年前臂的两根骨头全部断裂错位，经"神医"治疗后没有任何改善，只是在畸形的位置自然愈合了。

看来"神医"是没有的，只有没有科学知识或者科学思想不坚定的人才会幻想现实生活中有"神人"。所谓"神人"，大概只是骗子了。

现在社会上还是有不少生活在幻想之中的人，总想有一个简单方法解决天大的难题，包括治病。可是哪有天上掉下馅饼的好事啊？

今天的中国已经不再孱弱，至少算是发展中的强国。我们的国民也要学会不再幻想不切实际的东西，积极学习用科学观看待世界，理解世界，包括与我们息息相关的疾病。我认为作为一名医生很重要的职责是，应该努力让大众了解与自己身体健康与疾病相关的科学知识，有了知识才有判断能力。

希望这本书能告诉大家一些骨科的基本知识，比如多数人并不了解骨和肌肉的健康与受力有极为密切的关系；有些人就知道吃钙片，就是不想锻炼身体，怎么舒服怎么来，结果骨头越来越软。另外，大家也很少知道骨和肌肉也有自我节能机制，这种机制如果不使用，就会削减重量或关闭功能。在临床疾病治疗方面也有很多知识和观念的进步，比如骨折治疗，过去绑个柳枝，躺在床上很长时间，最后从表面上看好了，不疼了就行了。但是现在社会进步了，对治疗的要求不断提高。不仅要求功能好，恢复快，而且还要求从X线片上看完全复位（解剖学复位）。这样，传统的按摩手法就不行了。何时透视下复位、何时手术需要有很复杂的技术知识，自然只有专业的医生才可以提供最好的治疗。再比如腰椎间盘突出症，多数人休息、吃药就缓解症状了。从长远效果看，不手术一样会好，但手术的价值就是快速解除神经、血管、肌肉卡压和难以忍受的痛苦。现在，很多专业医院采用的微创手术治疗方法，效果也很好。尽量不要按摩和扭转腰椎，以免椎间盘碎块脱出，压迫神经而导致瘫痪。另外，像肩周炎，最有效的办法有两个：一是封闭后固定上肢一周；二是冲击波疗法。除此之外，正确的锻炼方法也很重要。还有重要的一点，肩周炎是有自限性的，也就是可以自然治愈的，所以患者没有必要太担心。另外常见的骨科问题，如骨质疏松症、颈椎病、关节炎等都有其适合的治疗方法。由此可见，对于患者来说，平时除了建立坚定的科学观之外，还应该了解一定的医学知识。其实最需要牢记的是，有了比较严重的疾病一定要到正规医院诊治。不要轻易尝试各种民间疗法，以免贻误病情。

不能不说的是，骨科发展到今天，还是有很多治不好的疾病，或者能治但是无法彻底治愈的疾病，比如类风湿关节炎、骨肿瘤、骨的缺血性坏死、截瘫等。面对这些，我们更要坚持科学观念，直面现实，不能有病乱投医。

北京积水潭医院是拥有丰富临床经验和掌握先进技术的综合性医院，骨科是全国闻名的优势学科。作为这个医院的骨科医生，我认为有责任把专业的骨科科学知识尽量用通俗易懂的语言告诉大家，用适合一般患者理解的方式将骨科各种疾病的治疗方法做一个讲解，让社会大众对骨科有一个正确的认识。这样，一旦遇到相关的问题，可以有个大致的正确判断。

田 伟

北京积水潭医院院长

骨的前世今生

一、骨骼是怎样出现的

很多人以为，我们有骨头这不是天经地义吗？"没有骨头"甚至被作为一种骂人的话，比喻不能坚持自己的原则而屈服于外界压力的行为。但是如果从遗传学的角度和生命进化的历史角度看，骨这个结构的出现不是很早。早期的生命并不需要骨头这种笨重而消耗能量的东西。而骨骼后来在生命中占到了重要位置，可以说是生命体进化过程中为了在竞争中生存下来而优化出来的产物。

二、生命个体的生存促进了进化

从生命诞生与进化的历程来讲，有39亿年之久的时间了。生命的诞生过程众说纷纭，有的说是因为彗星撞地球后引发地球气候变化产生了生命。原始的生命状态没有骨骼，生命诞生的时期，地球基本是被海洋覆盖。生命在海洋中出现后进化了很长的岁月，从简单的细胞到有核细胞，从软体生物到节肢生物，直到最后，在生命体的发育过程中逐渐出现了骨骼（图1）。可以说，骨骼的出现适应了生物生存的基本需求。

一个生命体假设偶然出现在海洋中，它是一个单细胞。那么它会遇到什么问题呢？首先是生存，它需要以某种形式吃东西获得能量来维持生命。单一细胞结构简单，只能通过细胞膜摄取微小的能量，生存太难。估计初始出现的单细胞生物很容易就大量地死去。但是生物，或者说最后活下来的生物有一个最大的优点，就是可以随着环境的要求而变化。正确的路是从单一功能、结构简单的细胞不断衍生成多种不同功能的细胞集合体，甚至最后形成不同的器官。消化器官大概是最早的器官了。优点是可以吞噬一切可以吞噬的能量体——小于或大于自己的生命体，在体内移动过程中将其分解，吸收一部分，来不及吸收的只能排出。这样，生物生存的机会就大大增加了。没有进化的生命自然会走向灭亡。

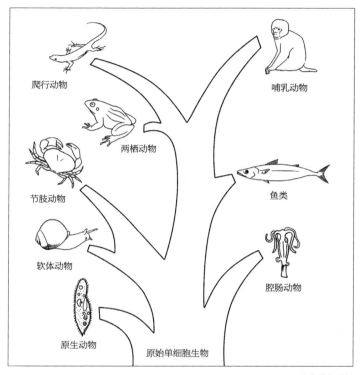

爬行动物

哺乳动物

两栖动物

节肢动物

鱼类

软体动物

腔肠动物

原生动物

原始单细胞生物

图1. 生物进化过程

　　但是只是能吃似乎不够生存资格，因为机体用了一段就会损坏和老化，还可能在恶劣的外界环境下早早死亡，比如被砸死了、撞死了、毒死了、饿死了、病死了，被其他生物吃掉了，等等。那怎么办呢？繁衍生殖开始只是细胞分裂，一个变两个，两个变四个……这个方法效率不高，而且分裂出来的后代和自己一模一样，不利于更快地进化。聪明的生物就衍化出生殖系统，专门制造后代。生殖又从无性繁殖逐渐转化为有性繁殖，目的还是让每一个后代既具有自己的基因，又获得其他生物的优势基因。于是生物出现了雌雄。通常情况下，通过雌雄的彼此吸引，雌性排出卵子，雄性排出精子，同时排出的卵子和精子互相结合成为一个新的个体。这样做得目的是可以获得双方的基因。如果无数个雌雄结合，那么后代的多样性显然是无限的，这样自然生存的机会就更多。

获取食物和生殖后代虽然重要，但是一个更严峻的问题又出现了，在食物有限的情况下，要生存下去就产生了竞争。这种竞争的终极表现就是互相残杀。这是一种获取能量的快捷方式，保护自己的食物，还可以直接吃掉"敌人"获得能量，同时消灭了竞争者。那么具有攻击其他生物的能力或者躲避被攻击的能力便成了生存的需求。

三、骨骼的出现是生物进化的需要

吃和繁殖、攻击和防御是生物体生存下去的基本要素。那么，接着就是要在这些基本能力的基础上比谁做得更好。仅仅是繁殖出很多的个体，还不能解决问题。要想在大自然中得到食物，这就存在着很重要的竞争。地球上的生命体越来越多，但是食物的量却是有限的，每个生命都面临着适应环境的进化问题——要想获得更多能量、更好地生存下去，就要跑得快，遇到食物还要能抓住和撕咬，这样就需要骨骼登场了。

在生物进化历程中，最原始的鱼是没有骨头的，随着时间的演变才慢慢具有了骨头，这与进化有很密切的关系。骨骼的出现使得鱼在水里能游得更快，从而获得了更好的生存优势。为了能够更好地吞噬其他生物，有一个有力的、能够快速开合的嘴很重要，这样就进化出了颌骨。颌骨支撑起原来软塌塌的口腔。但还不够，进到嘴里的活物，还可能逃离出去，大块的肉需要咬碎以便于吞咽和消化，骨的另一个形式——牙齿出现了，鱼类的牙只有这样简单的原始功能。

适应在陆地生存，这是一个艰难的过程。海洋生物首先要解决获得氧气的办法。在海里是通过鳃将海水里面的氧气吸收，到了陆地，就要直接呼吸空气，从空气里面吸收氧气，这样就逐渐有了肺组织。另外还要保护身体里面仍然维持在海洋里的状态，皮肤进化到不怕干燥，又可以保湿的结构。

　　还有一个重要的进化，就是骨骼了。生物到了陆地，要想移动，出现了一个新的问题，就是克服重力。没有了水的浮力支撑，要想使身体移动，只有发育出坚强的骨骼。移动也需要进化成四肢，这样骨骼有了逐渐精细化的分化和分工。生物在陆地上抓住食物更困难，需要提高吸收效率，这样牙齿有了不同的功能，有负责咬住食物的，有切割的，有研磨的，最后咽到肚子里的不再是大块的食物，而是食物碎屑和匀浆。这样消化道就可以很容易地尽量将养分吸收了。骨骼成了高级动物的明显特征。

骨的结构

一、骨的发育

骨头刚一长出来，是比较简单的结构。很多人都会想，它的样子会不会就是根直棍子呢？恰恰如此。

海洋里的生物，比如鱼，刚开始它体内出现的骨头就是像根大棒子，目的就是增加身体的硬度，便于移动。大家都知道的墨鱼，它的骨头就是一根长的扁状的骨头（图2）。很多生物都是这样，骨头长得非常简单。后来发展出来鱼鳍和肋骨，在海洋中鱼鳍就是根长长扁扁的骨头，是个软骨结构。到了陆地以后，发展成复杂的肢体结构，所以原始的骨头就是根大棒子。随着对骨头的功能需求不断扩大，这根棒子就分化成很多节，每节又有分出来的肋骨，就是我们看到的鱼刺。开始很简单，骨头中间分成节，每节骨头之间通过软骨联系，每节由过去的软骨变成骨头。肋骨的重要作用是保护内脏，同时形成一个可以活动的硬性腔隙。肌肉带动肋骨活动，使这个硬性腔隙有规律地扩大、缩小，从而压缩肺脏吸入和呼出空气，进行有效的气体交换。

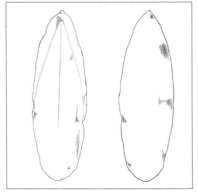

图2. 墨鱼骨

二、骨的组成

人体有206块骨头。在一节骨头的两端，与其他骨头之间形成关节，形成关节的地方表面仍然残留着原始的软骨。软骨和硬骨有很大的区别，我们所说的骨头之所以很硬，实际上就是因为掺进了钙质。

首先在过去软骨的基础上分化出许多细小的网状结构，然后在这网状结构上又出现了许多钙的沉积，钙又被结合成为一种叫做羟基磷灰石的矿物质。羟基磷灰石和蛋白质的三维网状结构牢固地结合在一起，形成孔隙密布的、轻巧结实的骨头。就像钢筋水泥一样，网状结构就相当于钢筋，有很强的韧性，但它不够结实，没有足够的硬度。大家会问，网状结构是什么？实际上它是一种有机质，化学上叫蛋白多糖脂质，特别是磷脂类，结合在一起形成的丝状物质叫做胶原纤维，胶原纤维实际上就是由蛋白质组成的。除此之外，还有其他一些无定型的基质，胶原纤维和只占10%的无定型基质结合到一起，最后形成的网格状结构，就相当于所谓的钢筋了。

　　在网格状的胶原纤维上面结合的羟基磷灰石就像水泥，可增加其硬度。羟基磷灰石是化合物，是一种无机质，就是自然界存在的矿物质一类的东西。因为其中最主要的成分是钙，所以才有这样的说法：补钙、吃钙可以使骨骼变得强壮。但实际上这种说法不完全对，因为这种坚硬的化合物不光是钙，而是钙和磷结合在一起的复杂结构。羟基磷灰石会以晶状体的形式结合在胶原纤维的网格上，使得骨组织既有韧性又有硬度。所以除了钙和其他矿物质，蛋白质形成的立体网状结构也很重要，可见单纯补钙是不能提供给骨组织足够营养的。

对于骨组织来说，这种网格状胶原纤维结合羟基磷灰石的结构可以看做是骨的基本结构。骨组织由这种基本结构进一步组成更为复杂的结构。

三、骨的结构

人体骨骼里面的复杂结构又是什么样的呢？大家一定非常好奇。如果把骨头切开，我们就会发现，骨头分成两大部分。外部是很硬的壳状骨头，学名叫做皮质骨。内部是肉眼可见的网格状的疏松结构，学名叫做松质骨。这两层结构就形成了整块骨头。外层的硬壳状结构并非是肉眼所见的均质物质。在显微镜下可见到，它是由更精巧的结构组成。如果我们把很坚硬的外层骨板放大，会发现它里面又分成了三种结构（图3）。最外层是环状骨板，由十多层很细小的骨板形成，它们环绕着骨干排列起来。内层是由几层骨板形成。内层和外层之间还有一层骨板，这层骨板实际上是由一个个长条状的骨管形成，每个骨管是由很多层的管状结构套在一起形成的，这层特殊结构称为哈氏骨板。这层骨管排列起来，夹在内层环状骨板和外层环状骨板之间。这三层结构形成了坚硬的皮质骨。内部的网状骨是一个个复杂的拱形梁状结构形成互相连通的孔洞，这些孔洞样组织进一步形成更大的孔洞，就像埃菲尔铁塔的骨架。不，恰恰相反，埃菲尔铁塔其实是模仿人的骨骼结构建成的。

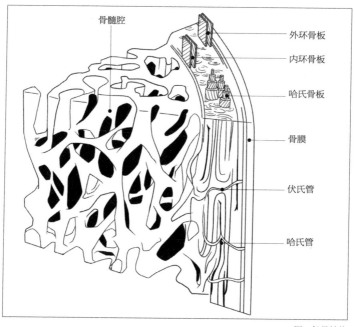

骨髓腔

外环骨板

内环骨板

哈氏骨板

骨膜

伏氏管

哈氏管

图3. 长骨结构

四、关节的形成

骨骼的两端覆盖着软骨，骨头由坚韧的关节囊和韧带连接在一起。关节软骨与之前的软骨是不同的。每节骨之间，开始是由残留的软骨连接起来的。软骨的弹性很好，但不够坚强，这样的关节就是很原始的关节。随着这种关节继续发展，它需要做更多的活动，软骨就会从中分化开，形成两个完全不连接的骨头。这样，在每块骨头的表面仍然存在着软骨。关节软骨是由一层层软骨细胞核基质组成的。基底部的软骨细胞有一定的增殖能力，但是软骨整体的再生能力非常低，这意味着软骨一旦损伤，很难会自我修复。所以软骨就像一个零件，越用越损耗，最终会彻底损坏（图4）。

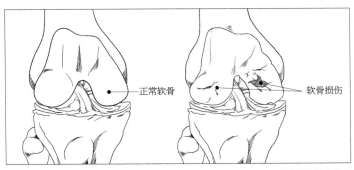

正常软骨　　　　　　　软骨损伤

图4. 正常软骨与损伤软骨

骨的生长

一、先天因素

骨的生长受什么因素影响呢？大致可分为好几类因素。一种是先天的因素，也就是遗传基因。什么是遗传基因呢？通俗地讲，它就是记忆装置，记录了从单细胞生物衍生到今天复杂的人类的整个过程。但是它不是简单地记录，它会尽量记录其中的正确部分，并且是可以按照指令翻制出不同的部分。这个翻制的过程如果出现了某些差错，在繁殖后代的时候就会出现一些奇怪的现象。比如多毛如猿人，或者多长指头（图5）或少长指头。过去认为，人大概都是相同的，随着科学研究的深入，发现人的基因在进化过程中会出现差异。这种差异是漫长岁月中在不同的外界环境影响下，不同的个体变化的记录，也是在繁殖后代时男女结合形成的不同优化结果。总而言之，遗传基因的差异会影响到骨骼的结实程度。其中包括父母遗传基因的组合效果，也包括个体在发育过程发生的变异。这些基因的变化现在还不是非常的清晰，但是确实决定人的骨骼的粗壮程度、结实程度以及骨钙的含量等出现差异。这是每个人自己都无法控制的。

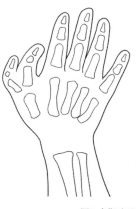

图5. 多指畸形

二、饮食因素

饮食意味着营养的后天来源，和骨骼是否真正长得好有直接关系。很多人觉得，跟骨有关是不是得多吃钙啊？钙确实是一个很重要的因素，因为骨头重要的组成部分是钙或者准确地说是磷酸钙的一种结晶，叫做羟基磷灰石。作为无机质，它已经不是简单的单一钙元素了，包括磷元素，还有其他成分。可见骨的形成不光是钙。这只是无机质的部分，也就是我们比喻的水泥部分，它只是增加硬度。可是，除此之外，骨是有复杂结构的（图6），这种结构的基础是胶原蛋白编制的网，主要是蛋白质和组成它的氨基酸。除此之外，还和微量元素等因素相关。因此，要想让骨骼的营养充足，除了要吃到足够的钙，还要吃到足够的其他矿物质。不仅如此，还要吃到足够的蛋白质。

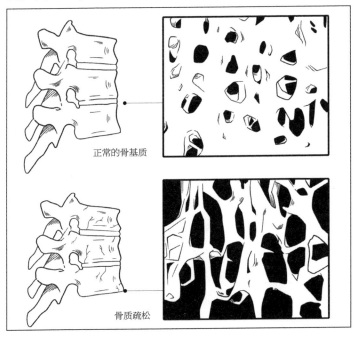

正常的骨基质

骨质疏松

图6. 正常骨基质与骨质疏松

三、运动因素

运动对于骨生长的影响是非常大的。进化过程中为什么会出现骨头呢？就是力量的需要、运动的需要、生存的需要。因为，生存需要运动，运动就需要骨骼的支撑，生命的基础就是运动，运动的基础就是骨关节和肌肉。运动的特性是骨诞生的源泉，自然骨的结实与否和运动必然密切相关。骨骼的生长规律有一个著名的沃尔夫定律，大意就是骨骼总是按照应力的方向生长，应力越大越集中，骨骼生长越致密结实，反之就疏松。经常运动的人刺激骨骼使其强壮有力。整天躺在床上不动，骨骼一看不需要运动了，所以钙自然就会排出体外了，骨头就会变得软弱，所以运动对骨头的生长有很重要的作用，用则利，不用则废。

四、阳光因素

阳光对皮肤的照射可以使存在于皮肤中的普通维生素D活化，只有真正活化的维生素D才会促进钙质从小肠吸收并进入人体的血液里，而且还促进钙从血液进入骨骼里去。吃进去的钙如果无法进入骨骼，还是会从肾脏排出去的。如果大量吃钙却无法吸收，还会加重肾脏的负担，甚至出现肾结石。可见晒太阳对骨生长是多么重要。

五、活性物质

还有很多活性物质对骨的生长是有很大影响的。

① 维生素D

大家比较熟悉维生素D，它可以促进小肠对钙和磷的吸收，提高血中钙和磷的浓度，还可以促进血中的钙进到骨骼中去。

② 维生素A

维生素A可以协调成骨细胞和破骨细胞的活动能力。如果严重缺乏维生素A，骨头的重吸收和钙的形成都受影响，引起骨的畸形发育。还影响骺板的软骨细胞发育，使之生长迟缓。吃维生素A过多也有害。多余维生素A会促进破骨细胞特别活跃，骨就会变得非常软弱，容易骨折，也会使软骨发育异常、生长停滞。所以说过少和过多摄入维生素A都是不行的。

③ 维生素C

还有大家比较熟悉的维生素C。大家都知道它对人很重要，知道缺少它会引发坏血病。很多人不知道它对骨头也有影响，它影响中胚层起源的发育，特别是对骨组织细胞的分裂增殖起到了很重要的作用。成骨细胞合成胶原和有机物质的能力与维生素C直接相关。所以维生素C的缺乏会影响骨的生长。

④ 糖皮质激素

另外一大类就是激素。我们最熟悉的激素就是糖皮质激素，一些比较严重的疾病，像肾炎、肝炎、类风湿等，需要用糖皮质激素。一些跟免疫系统相关的、不是细菌引起的炎症，要抑制炎症的发展就得用糖皮质激素。最典型的例子是严重急性呼吸综合征（SARS），这个炎症造成的免疫系统反应很强烈，必须用糖皮质激素压制它。日常生活中很多疾病的治疗都会使用糖皮质激素。糖皮质激素虽然对炎症有抑制作用，但它也有很多不良反应，其中一个就是对骨骼的影响。糖皮质激素能抑制小肠对钙的吸收，此外，排出去的钙在肾小管这里还可以再吸收一次，抑制作用起效后钙就吸收不了了，所以长期用糖皮质激素的人都会有不同程度的骨质疏松的表现。

⑤ 其他激素

还有些大家不太熟悉的激素，比如说生长激素、甲状旁腺激素。他们可以刺激骺板软骨细胞分裂，还能促进细胞的成熟，促进骨和钙的代谢。

胰岛素也是一种激素，它与软骨细胞成熟过程中的糖代谢有关。

甲状旁腺激素，它由甲状旁腺分泌，可以促使血钙水平升高，血磷水平下降。当甲状旁腺激素多的时候会使骨骼中的钙释放到血里去，起到溶骨的作用，且量越大溶骨作用越明显，骨骼变软。如果是很小的剂量作用到人体，就会起到相反的作用，它能促进骨头变结实、变硬，促进成骨细胞活跃。现在最新的抗骨质疏松的药物其实就是甲状旁腺激素小剂量的应用。

降钙素，这种激素大家听的比较少。它能抑制骨盐的溶解，使血钙含量减少，经常用于抗骨质疏松的治疗。

性激素，含量减少后会对成骨细胞有影响。性激素多了成骨细胞就活跃，产生的骨蛋白就多，利于骨骼矿化。性激素少了成骨细胞减少，破骨细胞就该多了，骨头被破坏得就多了。所以妇女到了围绝经期，体内的雌激素分泌不足，就容易出现骨质疏松。

⑥ 各种细胞因子

还有大家更陌生的细胞因子，比如表皮生长因子、成骨纤维细胞生长因子、转化生长因子，等等，它们对骨骼都有影响。

可见骨骼的生长发育和结实与否受很多因素的影响。

骨的功能

我们一般都知道骨骼的功能就是运动，支撑身体，保护重要内脏。其实，骨还有造血、储血和维持血钙浓度的功能（图7）。骨骼也是活性组织，还有鲜为人知的特殊功能。

一、骨的节能——只要够用就好

前面我们说过，在生命出现至今39亿年的过程中，生物的最大任务就是生存下去。对于生命体来说，能量获得颇费周折，但是能量消耗却很容易，比如克服地球引力、进行陆地生

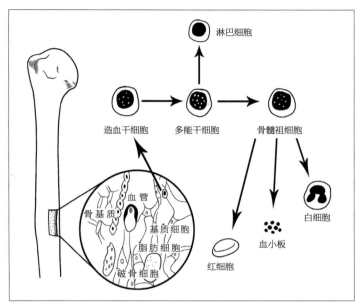

淋巴细胞

造血干细胞 → 多能干细胞 → 骨髓祖细胞

白细胞

血小板

红细胞

血管
骨基质
基质细胞
脂肪细胞
破骨细胞

图7. 骨有造血、储血和维持血钙浓度的功能

活，等等，都很消耗能量。生命体自身的解决办法就是自身具有的节能和储能功能。

骨骼有结构上的节能功能。作为全身的运动中心，骨既要起到运动的作用，重量又不能太沉，只有这样才不会使生命体在运动过程中耗能过多。前面提到一个有趣的小故事，法国在建埃菲尔铁塔的时候，设计者曾为铁塔的结构苦苦斟酌，不知道哪一种结构才最为结实。一位骨科医生朋友听了设计师的困惑，说这很简单啊，你切开一块骨头看看就明白了。设计者恍然大悟：承载身体和构成轮廓的骨骼不就是最结实的结构吗？于是，后来的埃菲尔铁搭的结构和骨骼结构非常相似，也是粗细钢筋相间交错编织在一起的。

骨头自身可以拆掉不需要的部分并及时修复需要的部分，就像我们的建筑工作，有专门做拆卸的，拆掉破旧的房屋，也有做建筑的，在旧址上建起新的房子。这两个功能分别由破骨细胞和

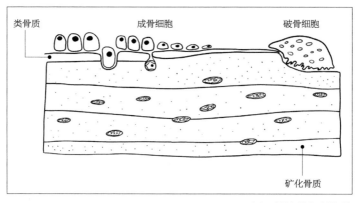

图8. 成骨细胞和破骨细胞

成骨细胞来完成（图8）。破骨细胞分泌三种液体将不需要的骨头分解掉，成骨细胞在必要时造出新骨。埃菲尔铁塔也一样，虽然外表看不出什么变化，但内部其实一直在修修补补的。那么什么时候是破骨或成骨的必要时节呢？骨头本身有调节信号，首先运动才能促进骨的健康生长。骨的节能特性决定了骨必须要在运动和应力下，才会吸收更多的钙质和蛋白质来实现自我更新。如果你不运动，破骨细胞就会拆除不用骨头里的部分结构，使骨头变得越来越细小，而且很脆弱。比如有的患者，在医院住院躺了几个月，病愈后会发现腿部的骨骼细了很多，就是这个原因。这个节能功能是人的基因所决定的。

二、节能也会造成不良结果

骨组织增强的时候，总是从最重要，对骨需要最强的部分进行；而减少的时候也是一样，会从最不重要，对骨需要最弱的地方进行。如果在某个骨头上总是反复这样的过程，一部分骨头就会变得很硬，另一部分骨头却很软。笔者有一位担任企业高管的朋友，年轻的时候曾经是单位的乒乓球冠军，运动能力非常好。有一次，单位的几个同事拉着他一起打乒乓球，这位领导尽管好多年不运动了，但还像当年那样拿着拍子就上了球场。结果，上了球场他才发现，自己的运动协调性大不如当年了，特别是双腿不对劲。接一个比较难的球时，身子一下就冲出去了，脚却没跟上。结果人摔倒了，胳膊支到地上。他想马上爬起来，但此时他发现胳膊疼痛无比，不敢活动。送到医院一拍X线片，发现胳膊肘竟然碎成了十几块！医生都感叹，打个乒乓球怎么能把胳膊肘摔成像是从好几层楼上掉下来的一样呢？这真切地说明，不经常运动的人骨骼无比脆弱，一碰到外力就爆裂了。如果他一直坚持运动，可能只不过痛一下而已。

三、骨骼的生长是个缓慢过程

并非应力越大，对骨的生长越好。只有在规律的、逐渐增加的、长期的、适宜的应力下，骨骼才能强壮。比如有的人小腿中较粗的胫骨缺失后，细小的腓骨慢慢地开始替代胫骨的功能。另外，有很多国家级运动员，他们都有某一部分的骨骼特别粗大，比如右手打球的运动员右上肢骨骼比左上肢发达得多；右脚踢球的也是一样，右腿比左腿发达得多。这都说明经常运动会促进骨骼的生长。

但是，突然的、过大的应力会造成骨的急性或慢性骨折。比如，有位运动员，长得非常高，像个巨人，但是在篮下总是挤不过别人。教练说是因为他太瘦弱，光个头高没用。于是他努力锻炼肌肉，力量大了在球队里变成一个中坚力量。但是令他苦恼的事情又出现了。大家发现他在比赛中太容易受伤了，多次出现骨折，为此还做了几次手术。那么高的个子，为什么骨头这般脆弱呢？这里有一个特别原因，因为这位运动员小的时候生长发育得很快，个子长得很高，身体的骨头虽然很长，但比较细弱。开始在业余队打篮球，对抗性没有那么强，所以发挥得很好，素以个子高、灵活性好而著称。但是到了职业球队，对抗性明显增加，对手都是又高又壮。作为高大球员，重要的就是占据有利位置，那么能和对手进行身体对抗变得非常重要。教练根据他瘦弱的特点，着重对其进行了肌肉训练，使他的肌肉发达起来。通过练肌肉，他最后成功地使体重增加了很多，力量明显提高，一上场打球就能够占住位置，无论进攻与防守都比以前强了很多，成为所有对手的克星。但是短时间通过锻炼增加这么多重量，肌肉变得强大很多，但是骨头的变化却没有这么快。相对于强大的肌肉和体重，弱小的骨头是承受不了的，所以每次在场上与其他运动员对抗与碰撞，骨骼就不堪重负，会出现一个个小的断裂，日积月累变成大的疲劳骨折（图9）。

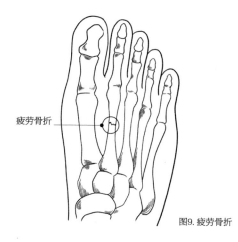

疲劳骨折

图9. 疲劳骨折

四、骨的储能

下面说说骨的储能功能。骨的储能功能是骨、软骨、肌肉等组织结构共同来完成的。

把不用的能量及时储存是生命体生存的利器。骨髓的储能也分两个部分：一是储存血液干细胞，是造血的基地。这些干细胞还可以分化成其他细胞，修复组织，这部分又称为红骨髓。人得了白血病，治疗有一个办法，就是把全身癌变的骨髓细胞杀死，再移植健康人的骨髓细胞。这个方法挽救了很多人的生命。二是储存脂肪组织，脂肪是高级能量物质，为身体提供热能。但是脂肪组织储存过多也并非好事，它会导致骨骼中的红骨髓越来越少，红骨髓被脂肪慢慢替代，直接导致骨骼再生能力低下。还会造成身体过重，骨骼修复能力差，受损害可能性也大。

骨骼还能储存势能，承担很大负重力。比如把一根直直的脊柱能够承受的力量比作1个单位，而实际上正常的脊柱是三个弯曲组成的。不要小看这三个自然弯曲，它们能够承受的重量是10个单位。弯曲越多似乎这种作用越强。所以脊柱可以储存的力量是惊人的。

五、肌肉也有节能调节能力

肌肉组织为骨骼提供动力。肌肉也会根据外界需要调节，外界应力大就会变得强壮，不用时就会逐渐萎缩。肌肉的健壮与否与营养有很大关系，和运动关系也很大。举两个极端的例子，练健美的人，都需要拥有很发达的肌肉，他就每天吃足够的营养，再通过锻炼让营养物质帮助建立强大的肌肉，光吃不练只能长脂肪，更别说得到发达到超乎寻常的粗大肌肉了。反之，通过节食减肥，不锻炼肌肉力量，肌肉会极度萎缩，形成骨感的身材。

在人不需要力量时候，人体就会把大部分肌肉的工作停止，目的就是为了节能。这是基因决定的，即使现在生活富足，我们并不需要节能，但是这个流程是几十万年反复记忆叠加的结果，人体不会因此短瞬的富足就改变基因里的流程。比如现在我们很多白领人士每天都在做轻体力劳动，常年日久，身体80%的肌肉处于休眠状态，因为身体判断你不需要那么多肌肉一起运动。但是当你的身体因为突然加速的运动而需要肌肉的保护时，肌肉已来不及启动了。结果就是骨组织、软骨组织在得不到保护的情况下相互撞击而导致损伤。

肌肉休眠的现象也会在日常的事情上反映出来。当一个长期不锻炼的人，开始锻炼的时候，感觉自己的力量突然增加。这并不是你肌肉变强大了，其实只是以前休眠的肌肉唤醒的结果。笔者自己就有体会，原来笔者很喜欢篮球，工作后就逐渐不打了。年轻的时候，笔者上篮、跑篮都很轻松，但是现在打篮球，却发现同样的动作，做起来就难了很多。和当年比，力量也小得多。原来，这么多年不运动，身体的肌肉80%都休眠了。当笔者重新开始有规律地打篮球以后，过去的力量很快又恢复了。

骨科辅助检查

　　面对骨科问题，很多人都有个困惑，医院中的众多检查都是干什么用的？本来应该看病听医生的，可是如今大家看病的时候总想自己做主。实际上自己决定并非一件容易的事情，难免变成跟着感觉走。多数情况是，哪个贵有钱人就做哪个，心想贵的总是好的。其实哪会如此？比如：PET－CT检查一次一万多元，可是那是一种核素扫描，需要往人体里面注射放射性核素的，是迫不得以才做的检查。但是很多有钱人在不良诱导下，把这个检查当作身份象征，在常规体检时就随意选择，这显然是不恰当的。另一方面没钱的人，一脸困惑，因为资金有限，贵的检查该不该做呢？会不会耽误了病情?自己根本就不清楚。在此向大家介绍一下骨科常用的检查方法，便于大家选择。但是最好的方法无疑是在看病时听医生的建议。

一、X线摄片检查

骨科最常用的检查方法是影像学检查。人类早期诊病时看骨头是很困难的，没有办法知道骨头是什么样子，所以一些传统的治疗方法，像中医接骨就是在不清楚骨头的具体情况下进行的治疗，疗效就只能看最后应用的效果了。比如胳膊断了，手法复位后就认为是把骨头接上了，其实在现代医学看来这些都是粗糙得不能再粗糙的治疗方法了。医学的进步首先是因为有了X线的出现。X线是由伦琴在1895年发现的，这种技术后来很快在临床上得到应用。它一开始主要应用于看骨骼，大家发现这种射线可以穿过人体，从而在胶片上得到骨骼的影像，当时认为这是很神奇的一种方法。X线应用到今天仍然是最好用的一种辅助检查方法，因为它能看清骨骼的精细结构。X线发展到今天变成了数字化的摄像方式，使骨的影像看得更精细了，甚至能看到微细的结构。所以骨科应用最多的还是X线检查。有些人觉得有了新的检查技术就不愿拍X线片，觉得做磁共振就行了。我们认为这是不正确的，还是应该先拍X线片，很多问题可以在X线片上看出来。事实上，磁共振和X线的原理不同，X线可以清晰正确地显示骨的结构，可是磁共振不能。相反软组织，比如神经、血管等X线显示不了，磁共振却可以显示。这说明不同检查各有所长。磁共振不能解决所有问题，它代替不了X线这项最基本的检查。当然X线检查对人体是有一定害处的，不能一次过多照相，但是一般照几张片子，对人体来说是没有问题的。大家都觉得拍片子接触放射线这怎么得了啊，其实在日常生活中很多东西都有放射线，只是我们不知道，也感觉不到而已。一般估算，一个人在一年日常生活中接触的放射线相当于照几十张胸片，所以偶尔照X线片对身体没有太大影响。但是婴幼儿和孕妇应该特别小心，除非必需的情况，否则应该尽量避免靠近X线。

X线照片的最大缺点就是看不到软组织的情况，虽然可以看到一些虚影，但是没有办法正确解读，所以X线检查的主要功能还是看骨骼。

二、造影检查

另外一个常用检查就是造影，最早的造影检查是为了补充X

线片看不到的部分。科学家发明了不透X线的造影剂，通过把造影剂注射进人体待检查的腔隙，造影剂就会附着在组织的表面，再照相就可以看到组织的影像了。比如说在关节腔里注射造影剂，我们就能看清关节腔里面软骨的表面形态，也能看到软骨与骨头的对比关系。像关节造影、脊髓造影、椎间盘造影、血管造影、窦道造影，都是常用的造影方法。造影随着科技进步也不断发展，出现了比如CT影像下的造影，磁共振影像下的造影。再比如PET-CT，往人体里注射放射性核素，也相当于一种特殊的造影。

三、CT检查

比较新的是20世纪70年代出现的CT（电子计算机断层扫描）检查。它的基本原理同X线检查一样，通过在人身体周围进行X线扫描照射，用计算机进行分析，从而读到人体断层的X线照片。普通的X线检查都是射线从这边照到那边，把身体里的组织都叠加在一起得到一个影像，CT能在身体的不同层面进行断层扫描，纵向的、横向的，就像把身体做了切片，这是一种很神奇的检查方法，它的分辨率比X线检查更高。CT的缺点是看不到整体的情况，所以CT检查还是要结合X线检查一起看才能有作用。也可以注射造影剂后再做CT，能看清更多组织。CT分为单排、多排，现在可以达到300多排，也就是说同时可以扫描300多层，速度提高很快，每一层很薄，可以生成很细腻的人体立体结构重建。

四、磁共振检查

还有一种新的检查技术是磁共振扫描（MR），它是通过在人体外面加上磁场来探测人身体里的信号。人体组织含有氢原子，原子核里只有一个质子，MR检查可以探测出质子的强度；人体组织还有不同程度的水分，能显示出信号的高低，形成了影像。磁共振是常用的一检查，最大的优点是可以看到软组织、神经组织、骨组织的情况，虽然对骨组织的判断相对比较弱，但是它能看到X线看不到的软骨、神经、血管。可以判断肿瘤、炎症、神经压迫、软骨蜕变的程度等等。所以磁共振现在是常用的检查方法，特别是在脊柱外科和关节外科、肿瘤外科，应用都比较广泛。

五、PET检查

还有一种更新的检查方法叫PET，名字叫正电子发射断层显像。许多人知道它的特点就是检查费用贵，甚至误解为既然它最贵，所以什么都能看出来，是最好的检查方法，这是完全错误的。其实PET检查并不新鲜，早期医学检查有个叫核素扫描影像检查，把一种放射性的物质注射到人的血液里面，通过其在不同组织里的显像，用胶片显现出来。PET检查实际上也是如此，只是在此基础上更进步。它对不同的核素能分别认知出来，这是它的一个特点，比如，对于放射性的碳元素、氮元素、氧元素、氟元素等，它的特点是能分别探测。这些放射性的物质在人体中显现出来后不像X线片显示在一张大胶片上，它像CT一样做成断层，更能看清哪有异常。比如发炎或长东西了，以及是否是恶性的。核素在不同组织里表现不一样，所以它能反映人体代谢的过程，对人体异常的代谢有很重要的作用。在骨科里像转移性的骨肿瘤、原发的病灶、对肿瘤手术化疗的评估等，PET检查都有作用。PET检查还可以用在骨折诊治中，有时候骨折有一些特殊的原因，比如病理性的骨折，骨折是良性的还是恶性的，在肿瘤的基础上发生的骨折，PET检查都能探测出来。在骨科里应用是非常广泛的。甚至包括骨坏死、压缩骨折，都可以应用这一检查。PET检查的缺点首先是昂贵，有需要才做，不能作为健康体检的项目。其次，它对身体有害。大家知道，照放射线对身体有害，

PET检查比拍X线的危害更大，因为它是要把放射性元素注射到血液里，放射性元素一直在人身体里，直到从人体代谢出去，当然这种放射剂量都是在健康允许的范围之内。如果没有大问题，为健康体检去做PET检查是不可取的，因为它毕竟是对人体有害的一种检查方法。

六、超声波检查

超声波检查在骨科也是有很大用处的，一般大家认为超声波是看看肝脏、肾脏、心脏等，其实超声波在骨头上也可以有很好的应用，比如小孩的先天性髋脱位就需超声波检查。由于小孩的骨头还未长出，都是软骨，一般X线片子看不到，超声波确能看到。像关节特殊的感染，关节的结核，超声波检查对诊断也有帮助。像肌腱损伤、肩袖损伤、体内异物探查、手攥不上或伸不开，都需要此项检查。该检查还可以探查肿瘤的性质，所以它在骨科应用是十分广泛的。在脊柱外科手术中，超声波检查也得到很好的应用，比如，前一天减压术后通过超声波检查看看减压得好不好。超声波检查是一种对人体无害的检查，现在很多方面都得到了很好的应用。

七、其他辅助检查

① 实验室检查

看骨科到医院照片子就行了，化验血就没必要了吧？很多人会这样想，其实这是不对的。很多骨科疾病通过化验才能发现，比如说代谢指标的检查。骨形成标记物的检查，可以通过Ⅰ型前胶原羧基端前肽和Ⅰ型前胶原的检查，在骨愈合形成的早期就能显现出来，因此它能反映骨形成早期胶原形成的情况，能够反映骨骼损坏后愈合是否良好。

碱性磷酸酶，是骨形成中期的指标，能够反映成骨细胞活跃的程度，可以看到是不是到骨形成比较快速的阶段了。

骨钙素的检查，能反映骨形成末期的程度。骨基质形成以后钙沉着的情况可以通过骨钙素来发现。

还有很多类似的检查。

除此之外，血、尿里的钙、磷、甲状旁腺素（甲状旁腺素多了会造成骨质疏松）、25-羟基、维生素D、类胰岛素生长因子，都可以反映骨代谢情况。人体的炎症是跟骨科非常相关的，HLA-B27的检查、白细胞计数、血清蛋白电泳、血沉、C-反应蛋白，这些都是骨科经常要应用到的实验室检查。骨科感染也可以通过细菌学检查来进行判断。关节液、脑脊液的检查也是非常重要的，它跟骨科的很多疾病都相关。

② 电生理检查

骨科中还有电生理检查，它能对神经、肌肉的功能进行判断。

电生理检查中能够进行功能判断的是肌电图（图10），通过针刺或者用刺激电极和接收电极在人体测量电位，来判断神经功能的情况。肌电图对于很多疾病检查是非常重要的，在骨科来说更是必不可少。

神经传导功能的检查，包括感觉神经、运动神经都能分别进行检查。这些检查的特点是要在身体上放置刺激电极和记录电极，电极可以是贴在皮肤表面、缠绕肢体或将针状、电缆状的插入人体。

感觉诱发电位，可分为躯体感觉诱发电位和运动电位。

这些电生理检查能对与骨科有关的神经组织、肌肉组织的功能情况进行检查。这是影像学代替不了的，在骨科临床上是非常重要的检查方法。

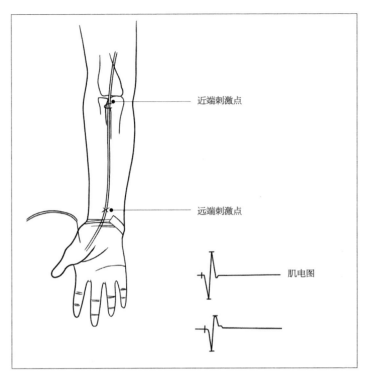

近端刺激点

远端刺激点

肌电图

图10.肌电图检查

骨折

骨骼容易出现什么问题，这是大家最关心的。其实最容易出现的就是常见的骨折和各种软组织的损伤。骨骼肌肉是人体运动的基础，人体总不停地运动，骨骼受到损伤是经常发生的事。骨骼的损伤可以分为纯粹的外力性损伤（普通骨折）和骨骼本身存在异常基础上的病理性损伤。

一、普通骨折

骨头受到严重外伤可能会折断，但是受伤当时受到的力量不同，损伤可能完全不同。有的人受到很大力量，比如被一个大石头砸到，骨头被砸断；另外一种情况就是打到骨头上的力量并不一定很大，但是速度特别快，这样对骨头的损伤甚至比重物砸到还要可怕。现在，交通伤越来越多，很多人在车祸的时候觉得没有撞得太厉害，怎么骨头就碎了呢，就是这个道理。汽车相撞带有比较高的速度，这种动能造成的创伤很厉害，称为高能量损伤，不容忽视。骨头在高速的撞击下会像炸弹一样爆裂，不但可以碎裂成多块，而且碎片还可以高速冲击周围软组织，造成周围软组织的损伤。这种情况往往都是多发性创伤，患者到医院只注意到疼痛的地方，其实还存在很多地方损伤，甚至最致命或者最危险的损伤反而不怎么疼痛，这就需要医生、患者双方都要小心。

有这么一个例子，一个人被车撞了，大腿疼痛得厉害，到医院检查，也拍了片子，没有骨折。询问患者，也没有其他地方疼痛，就让患者拿了点药回家养伤。结果家属几个人连抱带拽把患者塞进小轿车回家，到家时，发现患者本来好好的两条腿一点不能动了——失去知觉。赶紧再送到医院检查，发现患者脊柱断了。当时没有脊椎移位，患者也没有感觉疼痛，因为大腿的外伤太痛了，转移了注意力。回家时大家使劲一抱，结果把没有移位的腰椎给拉脱位了，损伤了神经，造成下肢瘫痪（图11）。

这是一个很严重的教训，说明遇到这种情况首先要有多发伤的概念，对全身要进行详细检查，即使当时没有发现问题，也要保护好患者，继续观察，非常重要。

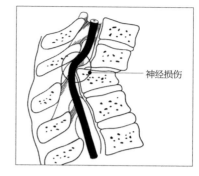

图11.脊椎脱位造成神经损伤

二、病理性骨折

其实骨骼除了正常结构受到强烈外力会折断或损伤，还有可能因为本身结构存在病态而特别容易骨折，这是一大类疾病。平时不显，但是骨骼一旦受到轻度外伤就断了。一部分人有骨头的外伤史，有的人没有明确受过外伤。比如说打个趔趄或拌了一下，就痛得不能动了，疼痛很剧烈，甚至从肢体外形上都可以看出来，结果发生骨折了。比较常见的原因是老年人骨质疏松性骨折，原因是岁数大了以后，骨骼退化，变得越来越脆弱，受到轻度外力就会折断，甚至只是日常生活，脊椎骨就会慢慢压扁。另外一些人有特殊的疾病，比如肿瘤，造成局部骨骼的软弱，稍微一碰就断了。

总的来说，多数损伤还是有明确的外伤史。比如说高处坠落、摔了很重的跟头、砸伤、车祸等，都是常见引起骨折的原因。一旦遇到这样的情况，人们最关心的问题就是该怎么办？其实遇到外伤后痛得动不了的患者，最重要的是保持患者原来的姿势，尽量减少搬动，赶紧送到医院。有条件的还是叫救护车最稳妥。

三、骨折的处理

当时在场的人给予救助时，最重要的是不要给患者造成进一步损伤。在搬运患者的过程中不要让肢体发生严重的牵扯，或变形。原封不动地搬移最好。在不拽不行时，应依患者的情况而动。患者有知觉时，搬运过程中询问痛不痛。若不清醒就观察局部的情况，尽量不要弯曲受伤的部位。有些人看到患者骨头都露出来了，给推回去吧，这是非常错误的。因为骨头一旦出来了，刺破皮肤暴露在外面就是已经污染的骨头了。不能推回去，要保持原样，到医院经过消毒处理后才能复位，如果推回去就把里面干净的肉感染了，以后会出现严重的问题。如果是闭合骨折，有一定医疗经验的人就可以现场复位，但没受过专业训练的人很难做到。施救者要做的就是尽量原封不动地把病人搬离。发现有明显骨折的地方用直的东西，如树枝、木棒或其他硬的器具与肢体绑在一块，使骨折的地方不再活动。还有很重要的一点是别让肢体缺血，绑得不要太紧，防止血运不通，否则容易使肢体坏死。既要绑牢，又不能绑得特别紧。要注意肢体的颜色有没有变化。外伤时发现有明显出血的地方要把它压住，避免失血过多。这都是抢救患者时很值得注意的地方。有些患者受外伤时会出现脊柱的骨折，很可能会造成脊髓神经损伤，所以伤后一定注意保护，特别是颈、腰部这些容易断的地方要保护好。如果这些地方痛的话，搬运的时候一定注意不能出现问题。但有时危险状况下，像汽车着火、爆炸，不搬离患者就会有更大危险，要在第一时间将患者搬离危险区域等待救护车，这也是很重要的。

受了严重外伤导致骨折能理解，有的人很轻地摔了个跟头，骨头就碎了：打篮球摔地上结果把脚摔碎了，打乒乓球摔地上胳膊肘摔碎了，这些情况是为什么呢？这是因为现代人不经常运动，骨骼变软变脆。骨头有这样的特点，必须在不断施加外力的基础上才能变的坚强。上述情况出现骨折，说明平时太缺乏锻炼了。这样的患者要及时送到医院去，千万不要随便"正骨"。过去没有先进的方法，只能靠医生手摸，到底里面如何也没人知道。现在科学的方法可以通过影像学检查来判断骨折的类型，该复位的复位，该手术的手术，已经远远超过古代正骨的治疗水平。

患者骨折后送到医院，到底该保守治疗还是手术治疗？这肯定应该由有经验的专业医生来决定，患者自己判断是非常困难的。最好的办法就是去大医院，特别是有骨科特长的医院去诊治。这是患者自己能够选择的，这样才能够得到更好的治疗。

四、骨折的分类

为什么有的人骨折治疗效果好，而有的人治疗效果就不好呢？骨折分不同类型，总的来说主要是两大类：一类是骨折发生在长管状骨上，一般相对来说比较容易治疗，把骨头接上、长上就行了（图12）。另一类是骨折发生在关节周围，这就非常难办。因为骨折线一旦通过关节就会造成关节的损伤，即使将来愈合了，关节面不平整，容易导致关节很早发生损伤。此外，还有一种骨折发生在一些特殊部位，比如股骨颈。股骨颈很特殊，它只有一根血管分配在股骨头上，一旦这地方的血管断了，即使接上了骨头，但是股骨头长期没有血液供应，就会发生缺血性的坏死。这样的情况在身体其他地方也有可能发生。这些都是即使有治疗，但效果也不会太好的骨折，患者要了解骨折是有不同情况的。

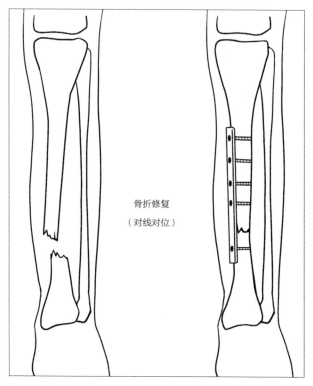

骨折修复

（对线对位）

图12. 骨折修复

另外还要注意，有时候拍片子一看骨头好像没有完全对齐会令人担心，其实骨头是个活性的组织，它是可以再塑形的，骨头不怕有一定的错开，只要力线是一致的，整体是直的，那么即使在断的地方有一些错位，也会很快自己重新塑形长上。比较麻烦的骨折就是成角，如果骨折的地方对得挺好，但是成角弯曲了，就要把它纠正过来。如果成角不给予纠正，将来长上就弯了，这是需要特别注意的，一些轻度的成角不会有太大的影响。这些都需要医生帮助判断，但是患者也要知道这些知识。

脊柱外伤和疾病

　　脊柱除了外伤，更多见的是各种疾病。可能会有人不理解脊柱也会出现各种疾病，其实脊柱疾病还是非常多见的。

一、脊柱骨折

　　脊柱外伤是患者最怕的外伤之一，因为可能会造成神经的损伤，导致瘫痪，甚至高位截瘫这种严重的结果。

　　脊柱上常见的骨折就发生在胸椎和腰椎连接的部分，多发生压缩骨折和骨折的脱位。只要骨折不是太严重，没有神经症状的，时候一般可以考虑保守治疗。但是出现了神经症状或骨折比较严重的，最好还是考虑手术治疗，相对比较稳妥。

① 颈椎骨折

颈椎损伤可以分为上颈椎的损伤和下颈椎的损伤。所有哺乳动物上颈椎都相似，有两节骨头，一个像一个环状称为寰椎，另外一个像门轴称为枢椎（图13）。这两节骨头组成上颈椎。寰椎直接跟颅骨相连，贴近颅骨，即贴近脑袋，一般很难直接损伤，往往都是在头部受到创伤的时候它连带受到损伤。如果脑袋撞到特殊的部位，比如撞到物体上或遇到车祸，撞在前挡风挡上，首先应该联想到会不会发生上颈椎的骨折。

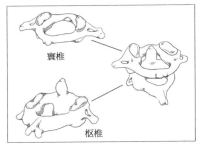

图13. 上颈椎结构

上颈椎的骨折也有很多种，像枕骨和寰椎脱位了，寰椎就是像个环状骨头，它自己可以碎成好几块。像门轴的枢椎也可以在不同的部位断裂。一般来说上颈椎发生骨折是需要手术治疗的，但也要看具体骨折的情况，这需要有经验的专业骨科医生进行判断。好在现在对上颈椎骨折的治疗有了很大的进展，在先进的手术治疗下骨折可以得到很好的康复。

下颈椎共有5块骨头，几块骨头都长得差不多，它们可能会发生碎裂、脱位，等等。无论发生什么骨折，还是考虑手术为佳。无论上颈椎还是下颈椎骨折都可能发生神经损伤。但是下颈椎骨折发生神经损伤的概率会大一些。主要因为上颈椎的部位比较宽大。下颈椎管道比较狭小，所以一旦骨折，会容易合并脊髓损伤（图14），这是比较严重的结果。

脊柱骨折损伤分为骨头和神经两部分，骨头损伤现在有很多技术可以把它连接起来，恢复其原来的状况。但是神经损伤目前还没有什么好的治疗方法，治疗结果通常也不理想，虽然像实验室干细胞移植这样的技术取得了一些进展，个别医生也应用在人的身上，但是目前在全世界还是没有得到令人信服的证据，能够说明受损的神经可得到真正恢复。

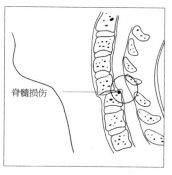

图14. 脊髓损伤

② 胸腰椎骨折

胸腰椎骨折是脊柱骨折中最常见的。与这一部位最容易受伤有关，而且也是骨质疏松性骨折最易发生的部位。选择治疗方法的依据为是否出现神经损伤。如果有神经损伤通常考虑手术治疗。手术治疗主要是解除神经压迫，其次是重建脊柱的稳定性。

不管是否存在神经损伤，均需要考虑固定。胸腰椎骨折固定最普通的方法是各种内固定，多用钛合金的钉棒系统。另外一个主要的方法是在碎裂的椎体内固定（图15），主要使用经皮的骨水泥注入固定，可以快速治愈骨质疏松性的压缩骨折。

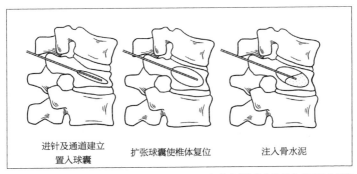

进针及通道建立   扩张球囊使椎体复位   注入骨水泥
置入球囊

图15. 经皮球囊扩张椎体后凸成形手术示意

③ 脊髓损伤

脊柱发生骨折最麻烦的就是脊髓损伤，脊髓损伤的原因一般是在骨折的时候骨头崩裂造成脊髓撞伤。骨折后照相显示碎片的位置说明不了脊髓损伤的严重程度，有的患者可以看到骨头碎裂很厉害，但是脊髓损伤很轻；有的看着好像很重，但是脊髓却只有很轻的症状，没完全损伤；有的骨头基本上完好，但是已经出现了完全的瘫痪。这些都说明我们从片子看到的只是事后的一个结果，看不到当时骨折一瞬间移位的速度，所以很多时候骨折像一个炸弹，如果它是一个强烈的爆炸性骨折，那就会把神经直接冲击得损伤了。

现在，脊髓损伤没有特别好的方法治疗，唯一有效的方法是在神经损伤的早期用大剂量的激素短期内注入体内，可以预防神经受创之后反应性的再次损伤。再次损伤不可忽视，虽然我们无法避免首次外伤，但是及时阻断继发损伤仍然可以挽救部分患者，使其不变成完全性的脊髓损伤。所以尽量早地到医院进行激素冲击治疗，预防进一步损伤是最重要的，以后主要是看神经自己逐渐修复的能力和损伤的轻重来决定它将来恢复的可能性。

作为患者及家属，了解脊髓损伤的波动性也是很有必要的。脊髓损伤有一个特点，就是当时损伤有可能很轻，随着时间的变化可能会逐渐加重。有的人到了医院后病情开始加重，甚至危及生命。家属不能理解为什么到了医院还会加重病情，认为是治疗的失误，其实这是脊髓损伤的特点之一。

脊髓损伤最重要的情况是可能会出现失去感觉、不能运动、大小便失禁。也有的患者因脊髓损伤比较高位，会造成呼吸困难，甚至因为不能呼吸而导致死亡。所以密切观察患者的情况，及时报告医生，这是非常重要的。

很多人都关心一旦脊髓损伤将来恢复的可能性如何呢？其实总体来说医生没有更好的办法，除了手术把骨头恢复原位、解除神经压迫以外，脊髓神经的康复主要还是靠它自身的恢复，术前损伤的轻重程度基本上决定了以后恢复可能性的大小。所以没有必要一味要求医生赶紧处理，认为这样就能够使患者得到更好的治疗了，其实没有那么大的作用。

脊髓损伤后怎么能知道患者有希望恢复呢？有一个简单的方法，如果患者还有一些感觉，或者有些自主的运动，这样的人恢复的可能性往往是比较大的，甚至可以很快恢复。但是也有一种情况经常会判断错误，就是患者完全的脊髓损伤后会产生不自主的抽搐，也可以是下肢出现运动，但这不是在意识支配下的。这样我们容易误解为患者自己有运动。这也很好判断，就是让患者动一动，动的时候看其脚趾是不是按照指示的方向有活动，如果没有活动就是没有动。当然即使伤后完全不能动的患者，也有一小部分将来是有可能恢复的，只不过比例比较小而已。

一旦发生了脊髓损伤，手术治疗后下一步就是康复的问题，最主要的康复不是靠药物，而是靠康复训练，不能动的肢体帮助其运动，避免形成残疾，以便在神经一旦有可能恢复的情况下，还能支配肢体运动。如果我们不帮助肢体运动，使其形成僵硬状况，将来神经恢复，手脚活动能力也会比较低下。

另外还要注意瘫痪的患者最容易出现排尿障碍，最好的办法不是长期带尿管。如果确实不能解小便，最好的办法还是间接性导尿，这个方法对于患者来说是最好的。具体的方法还要请教医生。如果我们不对患者进行间接性导尿，其膀胱就会充尿很多，形成长期的压力，最后使得肾脏压力过高，导致肾脏功能衰竭，甚至同时还会合并泌尿系感染、肾炎等。好多截瘫患者正是由于这样的原因丧失生命。所以不要小看排尿的事情，这对于截瘫患者非常重要。

还有一个很重要的就是别让患者生压疮，要帮患者经常变换体位，这也是非常重要的。一旦生压疮，肉就会烂掉，出现感染，这样就会危及患者的生命。

二、脊柱畸形

① 上颈椎畸形

首先，从上颈椎来说，相对容易发生先天的畸形。这是一种很隐蔽的疾病。很多人看不出来：有些人我们发现他跟别人长的不一样，比如脖子比较短，发迹比较低，脖子比较粗，觉得有点异常，但多数人看不出太多的异常，所以先天的上颈椎畸形不易被发现。上颈椎的畸形与人的发育过程可能有一定的关系，此处是比较容易出现畸形的地方。比如说寰椎和枕骨长在一起，或者枢椎和底下的第三节骨头长在一起，而且有个很大的问题就是发生畸形的同时还会发生不稳定的现象，上颈椎容易发生脱位。

上颈椎的慢性脱位往往在年轻的时候没有太严重的症状，多数人是在四五十岁的时候才出现症状。这样很多人不会想到有先天畸形，也很难理解。经常有患者问笔者，我既然有先天畸形，怎么小时候没事呢，到老了才有事。这恰恰就是上颈椎畸形的特点。它出现问题，除了脖子有些慢性的疼痛之外，更重要的它会压迫神经。压迫神经是从小一点一点积攒下来的，是慢性进展的。所以很多患者没有太多的感觉，只是后来觉得脖子不舒服啊，手脚麻木啊，活动有些差啊，越来越不灵活啊，甚至严重的患者连喘气都困难，这时才到医院去看。没有经验的医生往往会忽视上颈椎畸形。因为下颈椎是比较容易有病的，比较受重视，所以容易忽视上颈椎的迹象，我们要想到这一点。

上颈椎畸形往往会有很严重的后果，因为它处在上中枢。一旦出现问题可能会造成患者严重的后果。所以治疗此种畸形越早越好。上颈椎畸形和不稳定的治疗需要非常专业的医生，一般的医生很难有办法治疗。所以一旦有这方面的疾病，还是到大医院，接受专业治疗。上颈椎畸形治疗的办法几乎就一个，手术治疗，这一点也要有心理准备。

② 斜颈

·肌性斜颈

我们偶尔可以看到一些小孩脖子是歪的，甚至脸部也有一些畸形，成年人也可能有这样的疾病，我们把这种疾病称为斜颈。这种病有很多原因，最多见的还是肌性斜颈，原因也不是很清楚。有人认为，这是由于在小孩出生时胸锁乳突肌受到损伤了，造成挛缩，两边不平衡导致的，也可能有先天的原因。

90%肌性斜颈是可以自然愈合的，幼儿出现这种情况，不必过于担心，但是一定要定期观察，如果6个月以上还不见好转，要到医院就诊。一般在1岁左右时可考虑做肌腱切断术，这是一个小的手术。

对于肌性斜颈最重要的是千万不要等到孩子长到比较大了再去就诊，因为随着年龄的增加，肌性斜颈会导致面部畸形（图16），同时眼睛的视觉也会出现相应的变化，这种随着孩子发育出现的视觉异常，将来是很难纠正的。有些患者到了二十多岁该结婚了，才想起去做手术，就比较难了，此时即使把斜颈强行纠正了，但看东西是歪的了，患者会不习惯，有些还会出现恶心呕吐，最后颈部还得回到原来的位置上。所以，对于肌性斜颈，最好的办法就是，在孩子小的时候早发现早治疗。

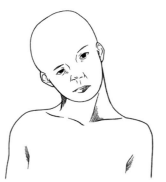

图16. 斜颈引起的面部畸形

· 骨性斜颈

斜颈除了肌性斜颈外，还有一些其他的类型，如骨性斜颈。这是因为骨头的先天畸形所致，有些长到一块去了，长歪了。骨性斜颈治疗很困难，一般只能通过截骨矫形。所以，不能一看是斜颈就认为是胸锁乳突肌痉挛造成的。

· 痉挛性斜颈

斜颈还有另外一种发生在年龄比较大的人身上，叫痉挛性斜颈。这种人老伴着不同程度的、不由自主的摇晃脖子，这样的病例也发现不了组织结构的异常。这种斜颈的原因还没有弄清，猜测多数是由于中枢神经受到某种损害，比如说外伤后或者是特珠原因造成的神经病变，也可能和心理因素有关系。因为很多患者有明显的心理暗示性，精神注意力被分散的时候就减轻，越说到有病，脖子就会摇得更厉害。这种病有时轻有时重，目前治疗上也没有什么好办法。

· 炎性斜颈

在小孩身上，由于感染后引起脑、脖子周围韧带松弛，可以造成颈椎寰枢椎旋转脱位，称为炎性斜颈。因为炎症造成的斜颈，可能是一时性的，也可能会是固定的。一旦确诊炎性斜颈就要消炎治疗，轻的戴支具，严重的要进行牵引。极少数的患者怎么治疗都不行，就只能手术治疗了。

③ 胸腰椎发育异常

胸腰椎的疾病首先就是发育异常，椎体在发育过程中可能会出现两种异常。一种是有一部分缺损，椎体只长出一半来。中间少一块，两边连不上，也有可能两个长到一起了。甚至好几个椎体长到一起了。也有可能几种情况混合到一起，就形成了各种各样的畸形。

有的人由骨头影响到神经，都畸形了，比如形成脊柱裂，有的人是隐形的脊柱裂。椎板的一部分没有长到一起，拍片才能看出来，表面看不出来。如果明显出现鼓包，神经长到外面来，这就比较严重了，需要到神经外科看。有的还需要跟泌尿外科协作，有的小孩伴有尿失禁或排尿功能障碍，就是这种情况。

还有一种叫脊髓栓系综合征。在椎管中骨头长，神经不长，神经发育早，后来就不再长了。骨头还在不断地长大，神经就会被拉得越来越长，神经表面光滑，所以不会受什么影响。有些人出现先天异常，底下的神经和骨头粘到一起去了，随着骨头不断生长，神经就被拽坏了。所以小孩刚开始看着挺好的，但随着发育，慢慢就走不了路了，大小便功能也不好了。实际上这就是脊髓栓系综合征，需要细心观察，早发现早治疗。可以通过手术治疗。

④ **胸廓畸形**

胸廓的疾病主要是畸形，分成鸡胸、漏斗胸、布兰特综合征。鸡胸和漏斗胸经常出现在小孩身上。

漏斗胸几乎都是先天的畸形，胸骨向里凹陷，这会影响心肺功能，特别是心脏功能。也会伴发内脏的先天畸形，比如心脏的先天畸形造成心功能异常。漏斗胸需要矫正，有各种矫正的手术，一定得到专业的医院才可以。

鸡胸的发生主要有两个方面原因，一个方面是先天发生的，另一个方面是维生素D缺乏。缺钙也是产生鸡胸的一个原因。鸡胸可以是对称的，不对称的，胸骨柄向前突出的。外形上看像鸡的胸脯，鸡的胸脯就是凸出来的。如果是后天发生的，早期补充维生素和钙，就可以自动纠正了，但是也必须是在3岁以前，年龄大了就没有意义了。比较严重的就要考虑手术了，一般5~10岁时进行手术。

布兰特综合征是一种原因不明的先天畸形，一般都会出现一侧缺如。比如一侧胸大肌的缺如，甚至女孩子乳房不发育，腹直肌没有了。腹部和后背的肌肉也有可能发生缺如，外形非常丑陋。有些人伴发右位心、白血病，等等。多数布兰特综合征畸形严重，对外观影响比较大，但对日常生活影响并不大。如果患者觉得难看，可以到整形医院做肌肉的移位、乳房成形等手术。

⑤ 脊柱侧弯畸形

脊柱侧弯畸形可能是由于先天结构异常导致脊椎弯曲（图17），也有可能是功能性的，有疼痛后反应性弯曲。比如说腰椎间盘突出产生的脊柱侧弯的是由疼痛引起的。也有人的脊柱侧弯是代偿性的，比如脊柱本来不弯，但是两条腿一长一短，或者一侧关节疼痛后不敢伸直，变成一种假象的一长一短，这样脊柱也会弯曲，但这种不是真的脊椎侧弯，一般坐下或躺下就不弯了。也有真正弯的，是先天畸形造成的。

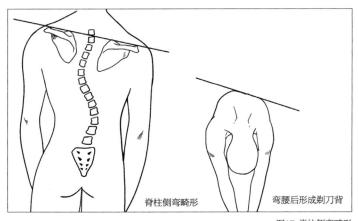

脊柱侧弯畸形　　　　　　弯腰后形成剃刀背

图17. 脊柱侧弯畸形

脊椎侧弯还有一种叫特发性脊柱侧弯，是一种原因不明的弯曲。有各种各样的学说，但是目前没有确切的原因，似乎和遗传基因有一定的关系。特发性脊柱侧弯是最常见的脊柱侧弯类型之一。

脊柱侧弯主要可以造成内脏功能的低下，比如心肺功能低下。积极矫正脊柱侧弯可以预防或减轻内脏功能的障碍。另外，脊柱侧弯可以促进脊椎退变的发生和加重，甚至可能压迫神经。很多患者更关心的是外观美容问题。

脊椎侧弯的治疗基本上就两种方法。一种是畸形较轻的时候，治疗主要通过24小时佩戴支具（图18），选择什么样的支具，需要专业和个体化的治疗方案，还要坚持不懈地佩戴。另一种就是当侧弯大于50^0就要考虑矫正固定手术。手术可以前方入路和后方入路。固定方法多数都使用椎弓根多节段的固定方法。

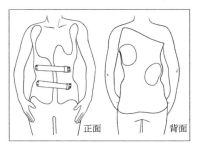

正面　　　背面

图18. 矫正脊柱侧弯支具

脊柱侧弯也可能是由其他疾病引起。比较多见的原因是脊髓空洞症，脊髓中间积水，形成慢性脊髓内压迫，神经对肌肉的支配异常造成脊柱侧弯。还有一种叫做神经性多发性纤维瘤病，这是一种先天的神经肿瘤疾病，得病后全身会出现咖啡样的斑或小疙瘩，同时伴有脊柱侧弯。有的小孩是先天发育异常，组织都特别的软，关节韧带松弛得不得了。很多家长觉得小孩有天赋，适合跳舞、演杂技，其实很有可能是病态的，是先天疾病。这样也会出现脊柱侧弯。

脊椎侧弯治疗的基本原则：如果是骨头长的异常，还是早治疗为好。疾病引起的脊柱侧弯也要尽早治疗，因为会随着发育越来越严重。特发性脊柱侧弯虽然原因不明，但相关研究很多。一般来说我们要看情况，如果侧弯只在20°以内，就先观察看看，不一定需要特殊的治疗。侧弯20°~50°的需要保守治疗，小孩10岁之前保守治疗，通过佩戴支具很多小孩的侧弯可以得到控制。但是如果孩子骨骺已经闭合，佩戴支具就没意义了，所以戴支具只限于成长期的小孩。如果小孩年龄大了，角度也到20°~50°了，观察就行了。如果超过了50°，或者没有到50°但是身体平衡性很差，一肩高一肩低或身体明显向一边歪，这样的都要考虑手术治疗。

现在手术进步很大，能够做很好的矫正，但是手术唯一克服不了的就是要把脊柱固定，这是手术最大的缺点。我们在选择是否做手术的时候还是要看这孩子的基本情况，如果孩子平衡挺好，心肺功能也没有什么影响，侧弯度50°左右，就不一定非要手术。如果侧弯度数确实很大，就只能手术了。侧弯度数大对孩子身体的影响就大，特别是内脏的功能会受很大的影响，这是治疗的基本原则。

三、脊椎退行性疾病

① 颈椎退行性疾病

颈椎是最经常使用的骨骼部位。人的颈椎由于基本上和爬行动物的结构没有区别，从爬行到直立的过程是人类的巨大进步，但是颈椎的负担也是明显上升。因为人直立以后，上肢从原来的支撑结构变为颈椎的负重结构，上肢和肩胛骨的重量通过和颈椎相连的肌肉把重量传递到颈椎，加上上肢经常搬拿重物，造成颈椎的负重很大，而且颈椎的结构活动范围较大，使颈椎容易产生慢性损伤。

随着颈椎的长期使用，劳损成了不可避免的现象，劳损引发的疾病成为非常常见的疾病，也就是人们说的颈椎病。颈椎病是一个很老的概念，过去弄不清楚的，只要是脖子不舒服，手麻，就把它分在颈椎病里。现在的研究进展可以把颈椎病分为，颈椎间盘突出症、后纵韧带骨化症（这是中国人特有的一种遗传性疾病）；另外，还有一类的疾病，就是颈椎管狭窄症，它是退行性的，是由增生造成的椎管狭窄，压迫神经引起。

·颈椎间盘突出症

颈椎退行性疾病里比较常见是颈椎间盘突出症。腰椎间盘突出症大家听说的比较多，大多数人不知道还有颈椎间盘突出症。其实它和腰椎间盘突出症一样，都是比较常见的。颈椎间盘突出症发生的年龄稍晚一些，腰椎间盘突出症患者一般是青壮年，颈椎间盘突出症发病一般在30岁以后，但是也有年轻，甚至十几岁发病的，这和遗传基因有一定的关系。

椎间盘是一种软骨组织，里面有一个比较黏性的像果冻似的但比果冻更有黏性的东西，外面是很坚韧的叫纤维环的一层一层象编织袋的软骨组织把它围起来，既有弹性又有液压，在各个方向都能活动的。软骨组织是一种发生比较早的组织，它有一个缺点，就是很难自行修复，修复得非常慢。尤其到了一定的年龄就退变，修复能力就更差了，所以这种东西就看你先天结实不结实了，如果结实就耐用，能用比较长的时间，不结实就容易坏，另外还要看后天保护得好不好。软骨组织需要物质交换，虽然一部分是血液交换，大部分是靠液压式的压力变化，像海绵似地把营养物质吸收进来，再通过液压变化把废的不要的东西排出去，如果椎间盘老不活动，那它的营养交换也就不行，间盘就容易损坏。颈椎间盘突出实际上就是由于反复使用，软骨断裂，断裂后那个芯儿就从裂纹中跑出来了，就压迫神经（图19）。

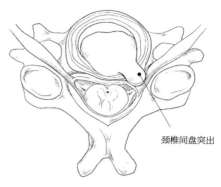

颈椎间盘突出

图19. 颈椎间盘突出

椎间盘后面就是所谓的椎管，神经、脊髓就在椎管里走行，多数椎间盘突出是向后压迫脊髓、神经，向一侧突出就压迫神经根。这时就出现一系列的症状，比较常见的症状就是脖子痛，另外就是一侧肢体的放射性疼痛、麻木，痛起来非常严重，好多人双手举起来或放在脑勺后，这样可以使神经根松弛，症状会缓解一些。还有一类比较严重的症状，就是脊髓压迫症状，椎间盘向后突出压迫脊髓，就会出现手脚麻木、身体麻木、活动不好、踩棉花感、写字写不好、扣子系不上，严重的出现大小便失禁，甚至瘫痪。当出现脖子痛、手脚麻时，一定要到医院进行检查，一般除做X线检查，还要做磁共振扫描，因为这个看的比较清楚。治疗此症，如果症状较轻，就保守治疗，吃一些药，适当休息，不需要绝对卧床，症状可以缓解。如果是一侧肢体放射的神经根型，尝试做一下牵引，可能会看到明显的缓解。少部分人治疗没效果，还有脊髓压迫症状，一般就要做手术了。手术效果还是比较好的，一般就是把压迫去除后，做融合固定手术或人工椎间盘置换手术。

人工间盘置换手术相对来说是一个比较新的手术，有10年左右的历史了。从目前的效果看，大部分治疗效果还是不错的。和过去传统的固定手术比较，这一手术最大的好处是能维持颈椎的活动度，患者感到脖子还能像以前一样灵活，没有什么限制。如果做融合手术，脖子就会僵硬；旁边的椎间盘压力过大，又会促进它的损坏，所以人工椎间盘（图20）可以从一定程度上防止旁边椎间盘的损坏。当然，旁边的椎间盘会不会损坏还与个体遗传基因有关系，有一个自

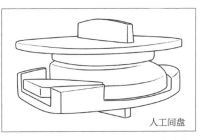

人工间盘

图20. 人工间盘示意图

然退化过程。这些现象是不能控制的，但是外力增加是可以控制的，因此人工间盘置换术比起固定术还是有很大优点的。

· 退行性颈椎管狭窄症

与颈椎病概念最接近的就是退行性的颈椎管狭窄症。这个病的原因是，脖子在活动中，每一节颈椎间关节反复受应力的刺激，因这儿的骨头都是可活动的，一受刺激骨头就会增生。增生机制本身是用来自我保护的，长出一些东西来是希望关节更加稳定，但是增生的骨赘比较大，就会碰到神经。关节周围就是椎管，神经在里面走行，神经周围有增生的骨赘，神经就会受到压迫。一旦神经受到压迫，就是大家所说的颈椎病了。它的表现与颈椎间盘突出是比较相似的，也会出现脖子痛、手麻、一侧上肢的放射痛。更为常见的是脊髓型的颈椎病，而且亚洲人比较容易出现脊髓型。所谓脊髓型的颈椎病就是骨赘压迫在脊髓上了，会出现严重的临床症状。

这种病在西方不太容易出现，原因是，西方人个头比较高，椎管比较宽，他们的祖先生活在寒冷地带。而亚洲人个头比较矮小，椎管比较狭小。神经组织是比较原始的组织，进化过程中基本没有太大变化。里面的芯儿没变化，外面的东西在出现问题时就会有不同表现了，因为骨头比较狭小，再一增生，就很容易碰到神经，就容易出现脊髓型的颈椎病。

发生脊髓压迫就比较麻烦了，后果不好，容易导致残疾。退变压迫脊髓是个慢性过程，它不像神经根受压会产生严重疼痛，脊髓受压不会感觉太疼痛，所以不容易被发现。因为压迫脊髓都是一点点出现的，有些人慢慢走路不太好了，自己发现不了，别人发现说，他走路怎么那么奇怪呀，一颠一颠地两腿发硬，走路不太方便。但是他慢慢习惯了，比别人就更迟钝，不容易发现。还有的人，原来写字挺好的，慢慢写字越来越不像样子，越来越难看了，很难写出过去那么帅的字来了，这其实也是颈椎病的一个表现。还有人拿筷子，小东西夹不住了，或小扣子系不上了，觉得自己老了，手脚不便了，这也是颈表现的症状之一。它跟颈椎间盘突出症的表现是很相似的。

自己要判断是否是颈椎病有办法：一个是在一条直线上走，两脚的脚尖对脚跟走直线，像走猫步似的，正常人是可以这样走的，有问题的人就走不了。如果你走这个很困难，摇摇晃晃要摔倒，那你就有问题了。另外还有一个办法，就是手指屈伸试验。手攥拳头，完全伸直，再攥拳头，再完全伸直，看看你能不能做到。有问题的人速度不够、伸直很困难。正常者很快就能伸直，有人需要一定时间才能完全伸直，特别是伸直的最后一段时间，是最难的。所以，如果你发现手伸直困难了，速度慢下来了，那就是有问题了。10秒屈伸试验，就是10秒之内重复手指的屈伸，并且每次完全伸直。如果在20次以下就是有异常了，正常人应超过20次。

有的人手指表现为钢琴指，手指老得张着，闭不上，特别是把手指完全伸直后并拢小手指一直翘着，像弹钢琴一样必须把每个手指都张得很开。这也是脊髓型颈椎病的表现。需要到医院找专业的医生进行检查。

退行性颈椎管狭窄症的治疗与颈椎间盘突出症其实是一样的。如果发现是脊髓压迫型就应该直接考虑手术；如果是神经根型的就可以先试行保守治疗，70%的人可以缓解，如果太疼痛、保守治疗效果不好，也应考虑手术治疗。

退行性颈椎管狭窄症症状轻的患者可以采用服药、休息、佩戴颈托等保守治疗，加重了也需要手术治疗。如果开始就表现为脊髓压迫，应该首选手术治疗。至于手术是前路做还是后路做，原则是，如果压迫是局部的就在前路做减压，固定椎间盘置换都可以取得治疗效果。如果椎管狭窄了，特别是有些人还有先天性椎管狭窄的基础，这时再发生退变，应选择从后路做椎管扩大成形手术。这种手术是我们国家医生比较擅长的，做了以后可以使整个椎管得到扩展，效果很好。我们常用的是SLAC手术（颈椎后路棘突纵割式椎管扩大人工骨桥成形术），从中间把棘突劈开，夹上人工骨，椎管平行被张开（图21）。这种手术比较简单，花钱也少。具体手术方式的选择要听医生的建议。

作为医生，我们应该看椎管是不是整体都很窄了，如果是，应选后路。如果只是局部椎管狭窄了，增生造成压迫，就从前路手术。手术治疗一般原则，3个间隙以上多阶段狭窄的就行后路椎管扩大成形术，一两个间隙狭窄的可做前路减压后融合固定或者人工间盘置换手术。神经根型的颈椎管狭窄症，可以先考虑保守治疗，如服药、牵引、休息、局部热敷等。如果效果不好，也应该手术治疗，一般行前路手术。

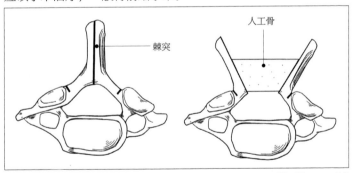

人工骨

棘突

图21. 颈椎后路SLAC手术

· 颈椎后纵韧带骨化症

中国、朝鲜、韩国、日本、蒙古，这几个亚洲东部国家的人，很容易发生一种多基因遗传疾病，叫颈椎后纵韧带骨化症，这是全身性疾病的一种表现，有这种遗传基因的人容易发生全身韧带的骨化。

韧带本身是有韧性的软组织，但是它的一部分变成骨头，甚至变成很大块的骨头，这是在身体很多部位都可以发生的。如果发生在后纵韧带，其骨化就会压迫脊髓，甚至把脊髓压得非常严重（有的人压得像一层纸一样薄）。由于这种压迫是经过长期逐渐发展的，脊髓对它有很强的耐受性，所以有人压得很厉害了也没有什么临床症状，这种情况是非常危险的。因为它是慢慢发生的，自己不太容易发现，一旦发现都是比较晚期了。之所以说危险是一旦摔跤就可能导致被压得很薄的脊髓受到损害，所以有的人摔一跟头就瘫痪了，开始以为脑血管意外呢，其实是没注意到还有这样一种病。

颈椎后纵韧带骨化症的临床表现就是脊髓受压的表现，可以是双手感觉不好、灵活性差、走路不稳，等等，跟脊髓型颈椎病、颈椎管狭窄症的临床表现很相似。诊断需要通过CT-X线片检查。骨块的类型也不一样，有的人是一块一块的，有的人是一溜儿。小的骨块可以切除掉，如果骨块很大，切除就非常危险了。一般不建议前路手术，从后路做椎管扩大成形手术也是非常好的手术方法。所以这类病一旦发现还是尽早手术为好，一般来说手术效果还是不错的。一定不能等到症状特别严重了再做手术。病情特别严重了就表明脊髓已有不同程度的损伤，那做完手术后改善效果也不好。所以像脊髓受压的这类疾病尽早手术十分重要。

选择手术治疗颈椎管狭窄症会不会有风险呢？或者治疗后纵韧带骨化症会不会有什么风险呢？除了常见的手术麻醉风险，这些手术直接的风险是比较小的。

医生掌控不了的一个常见风险是减压综合征，比如说神经压迫很长时间了，压迫去除以后会有反应性的水肿，就会出现症状加重，有的人甚至肿得跟茄子一样。这与医生操作是没有关系的，就是病患处不适应解除压迫的压力，好在多数患者是可以慢慢缓解。

还可能出现神经根的一过性麻痹，无论从后路还是前路做减压，也有个别人会出现神经根的症状。比如支配区的一过性麻痹，胳膊抬不起来了，或麻木。这种情况的原因目前不明。多数人认为是减压后神经发生了移动，移动的过程使神经根受到牵拉，这只是一种说法，还未被证明，也许是减压综合征的一种表现。总之，长期压迫以后做完减压，有的人就会出现这些症状。

神经根的症状大多数是可以恢复的，很少留下顽固性的障碍。

② 胸腰椎退行性疾病

·胸椎韧带骨化症

胸椎常见疾病是韧带骨化症，与颈椎的韧带骨化症不太一样，它不仅可以发生在后纵韧带，更多的时候发生在黄韧带。在脊髓的后方形成韧带的骨化。

胸椎韧带骨化症的特点是多发，一旦发现也不必特别恐惧。韧带骨化症发展都是比较慢的，如果真正出现脊髓压迫症状，通过手术把压迫去除，可让症状缓解。不必把每个韧带骨化灶都切除掉，因为往往整个脊柱上都有不同程度的骨化。所以有的人可能需要做几次手术，也有的人由于其他的骨化灶不再发展就不用再手术了。正确的手术方式就是把压迫的骨化灶切除即可。

·胸椎间盘突出症

胸椎出现椎间盘突出症是比较少见的，但是一旦出现（最终都会出现）脊髓压迫的严重情况。胸椎间盘突出症一般需要手术治疗，前路手术是基本方法，对于偏向一侧的突出也可以考虑后路减压固定手术。

③ 腰椎退行性疾病

·腰椎间盘突出症

腰椎间盘突出症是脊柱最常见的疾病，表现就是腰痛、腿痛，可能只有一种表现，也可能两种表现都有。发病一般都在青壮年时期，也有年轻人甚至10岁以内就开始发病的，越年轻发病，先天性的可能性越大。有的人腰椎间盘比较脆弱，稍做一些活动就断裂了。但是也有一些人的椎间盘特别结实，到老年也不怎么坏。所以说，腰椎间盘的好坏与个人的体质还是有关系的。对于多数人来说，腰椎间盘长期使用以后，软骨反复挤压就可能出现断裂，甚至髓核被挤出来压迫神经，引发各种症状。

腰椎间盘突出症最容易压迫的就是腰椎的神经根，出现下肢的放射性痛。有患者说，下肢疼痛不敢动，腰向一侧弯，撅着屁股。这是因为疼痛反射使腰肌痉挛，固定腰椎在一个最不痛的位置，又称为保护性的弯曲。这是一种保护性的机制，不受大脑控制，是由低位的神经中枢——脊髓中枢控制的。

腰痛和腿痛是腰椎间盘突出症常见的症状。有人只会有腰痛或只有腿痛，多数人两者会同时出现。也不会出现严重的肌肉力量障碍，只有少数人会出现明显的肌肉无力，比如脚抬起来或下蹲费劲儿，这就是比较严重的情况了。多数人是痛得比较厉害，难以忍受。临床诊断需要到医院拍X线片子检查，磁共振的检查看得更清楚。

这个病不做手术也是可以好的，所以首先选择保守治疗。一般保守治疗可以考虑卧床休息，现在不赞成长期卧床，一般是1~3周，时间再长也没有太大的意义。牵引和按摩都没有明显的临床效果，按摩可以使腰部肌肉痉挛缓解，但是按摩过程会使一部分紧张的肌肉纤维断裂，而且修复是由瘢痕替代的，反复按摩会使局部产生大量瘢痕组织，肌肉保护就失去作用。所以一般不太主张做这些治疗。

吃药可以对症状有所缓解，因为症状的来源是局部的物理压迫和椎间盘突出后的化学刺激性，所以也可以造成神经根的化学性炎症，药物效果比较好。一般服用非甾体类消炎镇痛药，通过消炎取得镇痛的效果。也可以同时辅助以肌肉松弛药、神经营养剂或者镇静药。

什么人需要手术呢？手术主要是针对疼痛十分严重、难以忍受的患者，或者药物治疗无效、疼痛持续的患者。极少数患者出现压迫马尾神经造成大小便功能不好，或者下肢肌肉力量差，不能动了，局部瘫痪等。但这些现象都是非常少见的，如果这样，肯定要考虑手术。

对于多数患者来说，手术治疗的主要目的是止痛。疼痛的原因就是突出的髓核组织或者是纤维环撕裂从而压迫神经根，如果做手术把它取出来，效果立竿见影。现在人们要求尽快康复，所以要求手术治疗的患者越来越多，我们一般多采用微创间盘切除术，个别患者可以考虑人工椎间盘置换，多数患者是不需要做太大手术的。伴随不稳定或病情比较复杂的患者，也可以考虑做固定手术。如果症状不重，患者又能忍受，就建议保守治疗，最终会恢复的。

· 腰椎管狭窄症

什么叫腰椎管狭窄症呢？就是由于人反复使用腰，使得腰椎的关节周围出现了增生。椎间盘会发生广泛断裂、变硬并向椎管内膨出、椎体边缘的骨头增生长出骨赘，连接椎体和椎板的韧带老使用也变得越来越厚、增生。这些原因加在一起，椎管的容积就变得越来越小了。椎管里有马尾神经，骨增生越来越多，神经待的地方就越来越小，神经就会被压迫住。马尾神经被轻度压迫时会有缺血和淤血的情况同时产生，严重压迫使得马尾神经的功能受到影响。

马尾神经受压迫经常是在走路的时候表现出来。这是为什么呢？由于力学的原因，人在走路的时候，椎管就会自然变得更窄；坐着和弯腰的时候就会变宽，所以发生椎管狭窄的患者在走路和站立的时候症状就会加重，弯腰时就有所缓解。比如骑自行车时就没事，或者弯腰拄拐杖走路也没事。我们经常可以看到老年人特意弯着腰走路，不敢直起来，这就是腰椎管狭窄的缘故。症状严重者根本不能下地站立，一站腿就麻木疼痛，就必须赶紧躺床上，所以腰椎管狭窄症最直接的影响就是走路。走的路程越来越短，走一会儿休息一会儿。坐一会儿椎管宽了，血流通畅了，症状就会缓解。

椎管狭窄本身很难恢复，只会随着年龄的增加而加重，一旦出现比较明显的症状，还是要考虑手术治疗才能比较彻底地解决问题。如果症状比较轻，也可以考虑佩戴个腰部的支具；通过吃药抑制神经的炎症，症状也会有所缓解。严重的患者还是手术治疗最好。

·腰椎滑脱症

腰椎滑脱症是指两节腰椎之间发生错位。错位不是因为外伤造成的，而是自身逐步发生的。

这种错位的原因是什么呢？一种就是先天的原因，就是先天发育有些异常，小时候腰椎就开始一点点错位了，往往伴有后方椎板发育异常。

另外一种是小孩子在10岁左右的发育期，腰椎之间连接的峡部比较脆弱，局部反复的应力，造成峡部疲劳骨折，有的会发生不愈合，或者反复愈合、骨折，再愈合、再骨折，最终彻底不愈合的现象。这种情况小时候出现的症状很少，往往都是到成年以后，特别是中老年以后，症状才表现出来。

也有的人小时候没有问题，而是腰椎反复使用以后，随着年龄增大，椎间盘断裂了，后方的小关节增生严重，发生了变形，扣锁机制没有了，互相勾不住了，在体重的作用下，椎体之间出现了移位，这就是退行性滑脱。这种移位往往无法靠自己的力量恢复，影像片子上可以看出两节椎体总是错位的。临床表现就是腰痛，腿痛，间歇性跛行。一走路就痛，无力，但是弯弯腰就好了。

腰椎滑脱症的患者需要到医院检查，看看是由哪种原因引起的。如果症状比较严重，通过手术的方法进行复位和固定，症状就会得到缓解。也不是说有滑脱就一定要手术，还是要看症状的轻重。轻的不一定要着急手术，症状重的肯定要首先考虑手术。滑脱很严重，也要尽早手术。滑脱如果错位太严重，复位就非常困难，小孩、成人都是如此，不能等到发展到很严重了再去做手术。还是应该由专业的医生来帮助参谋，所以患者需要定期地去医院看病。

·腰椎不稳定

有些人腰椎反复使用后稳定性不好了，主要是前方的椎间盘发生了广泛的断裂，后方的关节也出现松弛，但是还未发展到滑脱的地步，往前弯腰时错位、伸腰又可以回去，这就叫腰椎不稳定。通过弯腰时和直腰时拍片子就可以看出来。

腰椎不稳定的患者也经常会发生腰痛或下肢痛，甚至腰痛得非常严重。一旦找到原因，最后的办法还是通过手术治疗，把腰椎稳定住，就好了。比较轻的患者可以通过肌肉锻炼，让肌肉锻炼得比较强大，像腹肌、背肌。肌肉本身就有固定作用，通过肌肉的收缩腰椎可以形成自我的内固定，患者锻炼后就会觉得腰痛缓解了，对于比较轻的患者可以选择保守治疗。

四、脊柱感染性疾病

① 结核性感染

脊柱结核是比较严重的脊柱感染性疾病。大家都知道结核是传染性的，它很容易转移到骨头、脊柱上。结核性感染在整个骨科里占了多一半。一旦骨头感染结核，多数发生在脊柱上，青壮年发病多，且女性偏多。主要集中在胸椎和腰椎，其他部位也可以有。绝大多数来源于肺结核。

　　脊柱结核发展是比较缓慢的，早期不易被注意，容易误诊，甚至有人到截瘫了才被发现。脊椎结核的临床表现主要是低热、不舒服、没食欲、无力，等等。局部疼痛，特别是活动以后，出现胸痛、腰痛、背痛等，休息以后疼痛还可以缓解。很多人以为是普通的腰痛、脊柱痛。晚期由于结核的侵蚀，脊柱可能会发生变形。结核有个特点，能形成脓肿，脓肿形成会在两边聚集，并顺着两旁的肌肉向下流，形成髂窝脓肿。严重的会造成脊髓压迫，导致瘫痪。

　　脊柱结核的诊断，要到医院通过化验、磁共振扫描等检查，才能发现这个问题。很轻的脊柱结核可以保守治疗，它是继发于全身结核以后，经过血液转移到脊柱上的。所以治疗应首先服用全身抗结核药物，联合用药，最好到有结核病治疗经验的医院或研究所进行治疗。只有一部分人才需要手术，比如说出现脊髓麻痹或其他的神经受压症状，或者出现后凸畸形，有明确脓肿，病灶有很大的死骨空洞的需要手术治疗。还有一类就是诊断不明确的也考虑做手术。一般都是先用抗结核药把症状控制住，以后再择期做病灶清除术。如果清除的比较彻底也可以考虑植骨进行内固定，不然很难治好，以后还会引起更重的脊柱畸形。有时也不一定在病灶内，也可以在病灶外做固定。

② 脊柱的化脓性感染

脊柱的化脓性感染虽然很少见，但是也会发生，感染以腰椎为主。脊柱出现化脓感染多数原因是泌尿系统感染或女性生殖系统感染，经由血液循环到了脊柱上。也有因为椎间盘造影或腰椎手术造成医源性感染的，医源性感染偶尔会发生。

致病菌一般为金黄色葡萄球菌、大肠杆菌、克雷伯杆菌、厌氧菌及真菌。临床表现是急性起病，突然发高热，剧烈的疼痛，也有可能是间断性的或比较轻度的疼痛。开始就是一般的腰痛，越来越重。所以这种慢性发生或亚急性发生的脊柱感染容易误诊。疼痛是个很明显的表现，有的疼痛非常剧烈，连床都不能碰，甚至被子也不能碰，这是本病的特点之一。

不太严重的脊柱化脓性感染主要通过药物治疗，药物治疗还是很有效的。这种感染一般不会形成脓肿，但是，一旦形成脓肿还是要手术治疗。所以药物治疗无效或出现了神经症状或椎体破坏比较严重的，还是要考虑手术治疗。

五、脊髓空洞症

脊柱还有一种病可能是先天的，目前发病机制不太清楚，这就是脊髓空洞症。脊髓空洞症就是脊髓里慢慢地积水，形成一个很大的空洞，类似于一个空心萝卜。这种病发展很慢，逐步才能出现症状，一旦出现症状，就是手脚麻木、活动不好，出现感觉运动分离的现象。这类疾病多数原因可能是发生于上颈椎的先天畸形之后，造成脊髓内脑脊液回流不畅，慢慢出现脊髓内积水。严重时还可并发脊柱侧弯，很多人是以脊柱侧弯就诊的。当然其他的原因，比如外伤脊髓粘连、脊髓堵塞或者脊髓长了肿瘤形成空洞，不过这些是比较少见的原因。

那么怎么才能知道是脊髓空洞呢？只有一个办法：做一个磁共振扫描，就能看清楚里面有没有空洞了。几十年前，这个病还是不治之症，现在有了治疗方法。小的空洞，症状不太重的可以观察，但是有上颈椎畸形的就要及时进行手术治疗。常用的手术叫枕骨大孔成形术，这是一个比较成熟的手术，没有太大的危险性。空洞比较大的可以做空洞引流手术，这是常用的方法。脊髓空洞症没有药物治疗方法，不能通过吃药达到治疗的目的。

六、脊柱肿瘤

① 脊柱转移性肿瘤

脊柱上会出现肿瘤，多见的是转移性的肿瘤，也就是说其他部位出现癌症了，如常见的乳腺癌、甲状腺癌、前列腺癌，也可以是因为肺癌、肝癌、肾癌、子宫癌等转移到脊柱上去。有的是脊柱原来就有恶性肿瘤，这种会好判断一些。也有些人的恶性肿瘤原发灶没被发现，转移到脊柱上后脊柱先发病了。要到医院经过专业的人来进行诊断。

脊柱上发生转移癌怎么办呢？现在跟过去的观点不同了，过去说都转移了就别治了，现在还是要积极治疗，因为得了癌症不一定就代表死亡，很多人带着癌症可以存活很多年。脊柱转移癌有很大的问题，脊柱的连续性不好了，出现不稳定，造成了疼痛的加重。脊柱里有很重要的神经，如果肿瘤压迫了神经就会造成多种严重问题。所以脊柱出现转移癌还是要考虑手术治疗，用内固定把它支撑起来稳定脊柱，尽量减除压迫。虽然对于转移癌来说完全切除的意义并不是很大，但还是应该积极地采取手术治疗。

② 脊柱原发性肿瘤

脊柱不仅有转移瘤，也可能发生原发的肿瘤。原发肿瘤里多数是良性的肿瘤，如血管瘤、动脉瘤样骨囊肿、骨巨细胞瘤、嗜酸性肉芽肿、骨干骨瘤等，这些都是很专业的名词。这些骨肿瘤会造成骨进行性破坏，出现疼痛、神经受压的一些表现。但是不管怎么样，一出现局部不舒服，就要到医院去看。发现肿瘤应由过脊柱外科的医生来进行治疗比较好。

原发的脊柱肿瘤也有恶性的，发病率比较高的有浆细胞骨髓瘤或者叫多发性骨髓瘤，还有脊索瘤。这两种恶性肿瘤比较多见，需要到专业医生那里进行积极治疗。

脊髓中也会发生肿瘤，多数在硬膜里脊髓外，这类肿瘤多数是良性，一般是脊膜瘤、神经鞘瘤、神经细胞瘤、神经纤维瘤等。在脊髓里面发生的肿瘤治疗相对困难，如胶质细胞瘤、室管膜瘤。相对容易治疗的是神经外膜、硬膜内的肿瘤。硬膜外也会出现肿瘤，这种肿瘤要小心，很可能是恶性的。

七、类风湿脊柱疾病

① 类风湿脊柱炎

类风湿脊柱炎是常见的一种风湿类疾病。疾病的原因是免疫系统的特异性改变，出现免疫系统失常。

人体有自我保护系统，这就是免疫系统。一旦发生危险情况，比如有毒物质侵入，细菌、病毒到人身体里了，免疫系统就会把这些危害身体的东西及时消灭掉。当免疫系统发生故障时，就会出现敌我不分的情况，把自己的组织也看成是敌人了，进行攻击。

类风湿脊柱炎是类风湿疾病的表现之一，由于免疫系统不断地攻击自己的关节组织，造成关节的破坏，滑膜的增生，渗出增多，引起水肿，最后关节破坏得很厉害，造成脊柱的连接不好。

类风湿脊柱炎临床上常见问题是上颈椎稳定性不好，本来连接挺好的地方，特别是在颈1和颈2之间，稳定性不好就会导致慢慢脱位，造成很严重的神经症状。可以是单纯性寰椎和枢椎的脱位，也可以是颅骨下沉。枢椎像门轴一样，一旦脱位它可以向上一直陷到脑子里去。还可以出现寰椎下面颈椎的半脱位，等等。各个关节都会出现不同程度的脱位。诊断上主要靠化验，还有影像片子的特异性表现。大家遇到的问题主要是如何治疗。类风湿关节病是长期的慢性疾病，全身的关节都有问题，通常在内科采用，服药治疗。脊柱脱位的情况经常被忽视，有时很严重了还没被发现，这是最大的问题。这类患者如果出现脖子痛、手麻，就要尽快到骨科就诊，看看是不是发生脱位了。一旦发现这种情况，解决的办法是手术，需要将关节固定起来。因为关节已经被破坏了，想靠它自己稳定住是很难的。

要控制全身的类风湿疾病，这肯定是很重要的、基础性的。

从外科角度说，一旦发生脱位还是要固定起来。类风湿脊柱炎患者有个特点，就是每个关节都不好，往往是固定了一个关节，其他关节可能还会出现脱位。所以这是最大的难点。目前来说也没有特别好的办法。多数就是出现脱位了就固定，如果邻近关节又脱位就再次手术。无论做多少次手术，手术本身还是比较安全的。当然也不一定每个人都会发生这种情况。即使发生了不断新增的脱位也不用过于担心，定期随诊十分重要。一旦发生了脱位，必要的时候应做手术把它固定起来，同时也要控制全身的类风湿疾病。

② 强直性脊柱炎

类风湿脊柱炎是各个关节被破坏，容易出现脱位。还有一类脊柱炎正好相反，它也是免疫系统疾病造成的关节发炎，但炎症的结果是把关节都融合起来了，我们称为强直性脊柱炎。它在中国比类风湿脊柱炎还要多见，而且多发于年轻男性。不光是脊柱，往往髋关节、肩关节也可能受影响，特别是髋关节，容易出现活动障碍，严重者髋关节就不能活动了。

强直性脊柱炎是带有遗传基因性的疾病，有关的遗传基因是

HLA-B27。此外，还要查血沉、C反应蛋白，以及免疫球蛋白，这能看出炎症反应的情况。临床上患者主要表现为活动受限。早期用药物治疗，通过药物把它控制住，就不会出现太大的问题。有些控制不住的，脊柱就会变成直棍。其实这种病对人的影响不是太大，只是活动差点。有的人在病程中越痛越弯，越弯越痛，恶性循环后就成"罗锅"了，抬不起头了，看不见路了。那就得去脊柱外科治疗。

一旦形成"罗锅"就要通过手术把它变直了，最好在早期来做。弯得越厉害手术风险就越高。虽然现在手术方法有很大进步，就是很严重的"罗锅"现在都有办法让它直起来，但是我们还是希望患者尽早到医院治疗。强直性脊柱炎往往伴有关节的强直，这种情况，治疗时不仅要把"罗锅"纠正了，可能还需要进行髋关节的置换。有了髋关节的活动，再把脊柱弄直了，患者生活上基本就没有太大问题了。

八、破坏性脊柱关节病

随着社会的发展，出现了一种新的脊柱疾病，叫破坏性脊柱关节病。这种病的发生与透析有关。现在越来越多的人肾发生问题后用透析的方式来维持生命，透析可以用于治疗肾衰竭的病人。

长期透析的患者越来越多，就会出现伴发的疾病，其中一种就是破坏性脊柱关节病。

透析后会导致血液里的淀粉样肽类物质增多，这种物质就会沉积到关节周围，如椎间盘、关节软骨、终板等这些组织旁边，从而激活人体的免疫系统，免疫系统就会对自身的组织进行破坏，开始发生骨质破坏，但不伴有增生的表现。

许多人认为，发生骨破坏是不是发生感染了，是不是出现肿瘤了，其实还要想到这样一种脊柱关节病。这类疾病发生在颈椎的比较多见，也可以发生在其他部位。遇到这种患者我们要问问有没有透析病史，要想到会有这样的疾病发生。作为患者自己也要知道发生这样的情况去医院看，不要骨头有破坏就只考虑炎症、肿瘤的，如果你做透析你就得提醒医生是不是与透析有关。

病情轻的破坏性脊柱关节病可采用保守治疗，佩戴颈托或支具，吃抗炎药物。如果病情严重，表现为破坏关节后脱位，淀粉样的肽类物质沉积到韧带里面，造成韧带增厚、椎管狭窄，压迫脊髓，就需要做减压手术。有的人则需要做固定手术。这要根据不同情况来进行选择。

骨肿瘤

骨肿瘤是骨科中的一类疾病，往往令人惧怕，因为它常常与危及生命和截肢联系到一起。其实骨肿瘤的发生并不是很多。原发的骨肿瘤发病10万人里也就是2~3个人。而且在全部肿瘤发生里它只占2%。所以实际上是发病率很低很低的一种疾病。骨肿瘤可能是良性的，可能是恶性的，或者是转移到骨组织里面的。相对来说比起原发肿瘤，继发性转移到骨组织中的肿瘤更常见一些，特别是恶性肿瘤。

一、骨肿瘤的特点

骨肿瘤中良性的有10余种，恶性的接近30种。虽然每种肿瘤发生的原因都不一样，但都受基因的调控影响。至于基因是如何改变的，目前研究还没有确切的结论。人体大致上有致癌基因和抑癌基因，这两种基因有种平衡性，当抑癌基因失去作用的时候致癌基因就比较强大。

一般细胞组织不会永远增生，到一定时候就会处于休眠状态，但是在致癌基因的作用下就会不断地增生，甚至是永远地增生，这就成为了肿瘤细胞。所以一般认为肿瘤之所以发生，还是因为抑癌基因失去控制的原因。

另外一个原因是人的自身免疫系统没能发挥作用，肿瘤的发生与免疫系统也是有一定关系的。如果出现了异常的细胞，自身免疫系统应该能及时发现并及时消灭。但是产生肿瘤的时候，免疫系统出现异常，就发现不了异常的细胞，所以即使异常细胞无限增生，免疫系统也无动于衷，这是骨肿瘤发病的因素之一。所以骨肿瘤的发生和其他肿瘤的发生一样，还是因为身体内部机制调控出现了异常而产生的一种疾病。

骨肿瘤虽然有很多种，但从发生来讲它还是属于全身性疾病。虽然是局部发病，但由于和身体的整体环境有关，所以一旦身体出现这样的环境，作为肿瘤组织在这种地方都是容易生长的。所以治疗骨肿瘤不是单纯地切除肿瘤就可以解决问题，必须将全身的情况进行调整，这样才能使肿瘤的治愈率提高。

肿瘤的发生发展过程有不同的表现。比如说良性肿瘤，它也是可以自愈的，表现为长一段时间后就消失。也有比较活跃的，不停地生长。有些良性肿瘤表现与恶性肿瘤类似，它不但生长还侵犯其他组织，这样的肿瘤就有点接近恶性肿瘤了。真正的恶性肿瘤就是不断地在繁殖，侵袭其他组织，可能还要发生远位的转移，这是恶性肿瘤的基本特征。

骨肿瘤发生后会是什么样呢？不同肿瘤在发病年龄上不一样，有很多骨肿瘤是发生在小孩身上的，另外一些相对年龄比较大。骨肿瘤的恶性度高，肿瘤生长快，表现为肿块、疼痛、发热、快速生长。有这些特点就考虑肿瘤不是太好。肿瘤发生的部位与肿瘤大小有一定的关系。骨巨细胞瘤（图22）容易发生在骨的两端，不同的肿瘤发生的部位不一样。

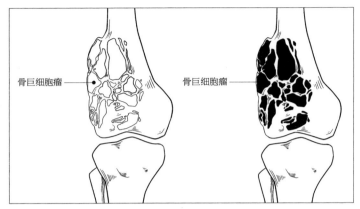

骨巨细胞瘤   骨巨细胞瘤

图22. 骨巨细胞瘤

二、骨肿瘤的检查

　　说到骨肿瘤的检查，很多人会想到影像学检查，局部拍X线片是必要的，另外还要拍胸片，看看会不会转移到肺里，或者肺也常常出现肿瘤，看看是不是它转移到骨的。最好要拍CT，看看到底是不是肿瘤，在什么部位，对股骨头和髓腔侵犯的范围，有没有侵犯到软组织或关节囊、关节腔中，以及与滑膜的关系。磁共振也是一种检查方法，它能够比较好地判断软组织。它对骨的判断不一定比CT更好，但是在显示肌肉、血管、神经等方面肯定是优于CT的。核素扫描检查可以对全身的情况有个比较好的掌握。在局部观察骨肿瘤与血液供应的关系，可以做血管造影。

三、骨肿瘤的病理学检查

从病理学的角度看，良性肿瘤和恶性肿瘤的分界其实并不是很明显。它就像自动档，是个无级变速的过程，但总的来说大致还是能分清楚的，比如是不是对周围组织有侵袭，是不是有转移，等等。

从肿瘤的分期来看，良性肿瘤有一类是可以静止自愈的，另一类生长只限于骨和筋膜内或穿过骨和筋膜，这就有点像恶性肿瘤了。

恶性肿瘤也可以分成不同的期。比如说静止期它没有转移，活动性比较高的肿瘤，恶性度比较高，但还没有发生转移。而侵袭性比较强，肿瘤不但恶性度高，还会发生转移。

骨肿瘤可以来源于软骨组织，也可以来源于骨组织。成骨性的组织有很多，比较多见的是骨肉瘤。也可以是来自纤维结缔组织的，像纤维肉瘤，等等。也可以来自于神经组织相关的肿瘤。还可以来自于造血系统、血管系统、肌肉系统等。

手外科疾病和创伤

　　手是非常重要的肢体，它能做很多精细的动作，对于人类来说是非常重要的，很多功能通过手部的灵活动作来实现。手外科在骨科里已经成为了非常独立的学科，作为一个专门的学科在"二战"后期就确立了，其主要工作是治疗战争中伤残的伤员。美国有个叫可可的医生，他把这些患者集中到一起，在1944年成立了手外科，这是世界上最早的手外科。在中国大陆，1963年9月在王树寰教授领导下，北京积水潭医院创建了我们国家的第一个手外科。其实，积水潭医院早在1958年11月就有手外科专业组了。

一、手部损伤

手外科的最初发展主要还是针对外伤的治疗，很大的进步是把血管接通、断指再植。

中国的手外科在世界上也是比较有成就的，虽然我们不是最早的，是在美国之后才开始进行的这些工作，由于中国这类患者非常多，所以我们在断指再植、皮瓣移植这些方面，成为世界上做得最好的地区之一。

手会出现很多外伤，因为手部动作多，多数劳动靠手，所以外伤很多。最常见的有骨折、软组织缺损。有些人会出现肢体的断裂，手脚骨折一般还是需要固定，否则很难治疗。对于没有明显错位的，可以通过外固定支具来进行固定（图23）。多数手部骨折需要小的钢板、钢针、钢丝来进行固定。手部软组织缺损需要移植皮瓣治疗，有各种各样的方法，有游离的有不游离的。

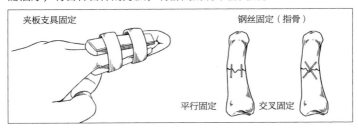

图23. 手外科损伤的固定

断肢和断指在外伤中是很严重的损伤。过去都是没有办法挽救的，到了20世纪60年代，美国人接活了一个12岁男孩的上臂，成为世界上第一例断肢再植成功的病例。但是报道得比较晚，在1964年才报道。我们国家是在1963年上海第六人民医院陈中伟教授碰到一例前臂完全离断的病例给接活了，当年就在罗马举行的国际外科学术会议上发表了，成了世界上最先报道的病例。同年北京积水潭医院开展小血管再植的研究。1964年王树寰院士进行了我国第一例手指离断后再植并成活。这也是世界上第一例手指再植成活的病例。日本人1965年进行拇指离断的再植并成功。以后很多国家就开始陆续报道了相关病例。

断肢和断指能否接活有很多具体因素的。指头断了是可以进行再植的，但是有要求，局部碾挫得不能很厉害，血管都捻坏了就不行了。还有就是不能用水或酒精泡过，那样组织就会破坏掉。指头断了以后应赶紧放到塑料袋里封起来，外面放上冰块，一同装到塑料袋里面（图24），不让断指接触这些冰，又保持温度比较低，避免组织坏死，迅速送到医院去，有经验的医生能够接起来。

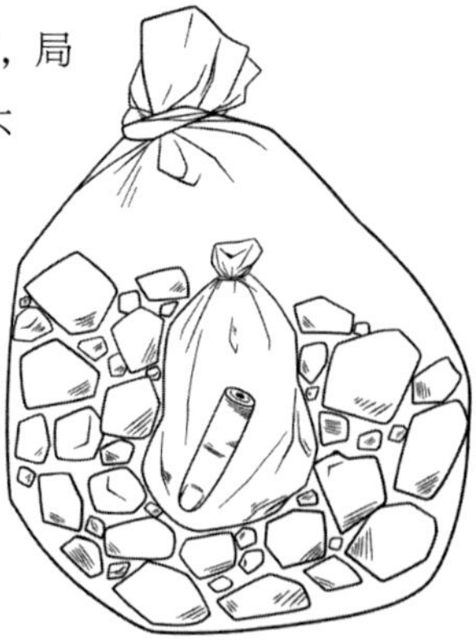

图24. 断指保存

断指再植技术现在很普遍了，具体接的过程也是很复杂的。需要先清创，做骨头的固定，接肌肉，接肌腱，修复神经，接血管。如果有皮肤缺损还要考虑皮瓣移植。术后也不一定就肯定断指能成活。如果血管损伤大，术后血管很快就堵上了。只有将术后的并发症都克服了，才有可能成活。断指再植有一个很大的问题，就是接活的指头活动性怎么样，这是现在很难解决的。好多人手指虽然接活了，但是功能很差，甚至出现严重的疼痛，治疗效果不令人满意。

有的人肢体损伤后不能接活，但是缺损了重要的手指怎么办呢？可以考虑移植。比较成熟的技术是把脚趾移植到手上，代替非常重要的手指。特别是拇指的损伤可以用很多的方法进行再造，使患者重新获得手的良好功能。

手部损伤的大问题之一就是神经损伤，它还会牵扯到上臂和臂丛神经，甚至到颈肩部，应该都归手外科治疗。这种神经损伤的治疗是非常困难的，特别是撕脱伤。骑摩托车特别容易出现臂丛神经撕脱伤，治疗起来非常困难的。现在可以有一些神经移植的办法，但总的来说效果不是太好。往往神经断裂了胳膊就完全不能动了，接回神经后胳膊可以做一些动作，但真正能用是很少的。

二、腱鞘炎

手的慢性损伤最常见的就是腱鞘炎（图25）。很多病人都有腱鞘炎的病史。绝经期前后的妇女很容易出现腱鞘炎，多数认为发生的原因是由于绝经后体内激素水平发生变化，雌激素减少后造成了身体激素的紊乱，使得结缔组织增生。由于反复劳作使得腱鞘反复摩擦形成增生炎症，在围绝经期这种情况特别容易发生。

腱鞘炎临床表现为疼痛、手指活动困难，也可能像扳机，扳过来就回不去了，需要医生帮助诊断。腱鞘炎以保守治疗为主，局部热敷、药物，甚至"打封闭"。如果反复治疗效果都不好，也可以考虑手术治疗。手术治疗就是把腱鞘切开后把狭窄的地方松解就行了。

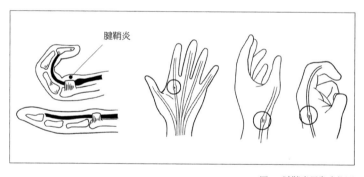

图25. 腱鞘炎易发生位置

① 肘管炎和腕管综合征

肢体神经的走行很长，在一些地方往往有纤维管道来约束它的走行，但是这些管道有的时候会出现问题，在局部就形成了嵌压。很多地方都可以出现嵌压，最常见的就是腕管和肘管。肘管在人的肘部，由于各种原因造成肘管结构的破坏。压迫、牵拉、摩擦，里面的尺神经就会发生病变。有些人患全身疾病，比如糖尿病、慢性肾衰竭或者长期饮酒导致的酒精中毒，这些都会增加病变发生的可能性，然后会引起局部的缺血。神经缺血后，一系列的病变就会表现出来。

肘管病变临床上一般表现为肘部疼痛，向远端放射，小手指麻木，特别是夜间会痛醒。医生会用一些特殊的检查方法确定是不是肘管综合征，治疗上有的需要手术治疗，轻的时候是可以保守治疗，多数医生还是赞成尽早手术减压。

腕管综合征与手部劳动过度有关系。在一些国家人们很少做手部大强度劳动，腕管综合征就很少见。腕管综合征在我们国家还是多发的。在腕部纤维管的神经走行经过反复摩擦，造成局部的压迫、发炎后，神经带越来越窄小，就出现腕管综合征。临床表现为拇指、示指麻木，夜间和清晨比较明显，而且异常感觉都仅限于手部。有些人甚至出现大鱼际萎缩，力量也有所减弱。这种病要到医院检查，比较轻的可以保守治疗，严重的还得通过手术治疗。用微创的手术方式把腕管松开，症状就会好转。

② 胸廓出口综合征

经常出现神经嵌压的地方还有胸出口，称为胸廓出口综合征（图26），女性青壮年很容易出现这个情况。而且女性有其特殊性，比如对疼痛的敏感程度要比男性强很多，所以有问题的时候表现得比较明显。

从原理上来讲，支配上肢的神经都是从颈椎发出以后从胸廓出口出来。周围有很多的肌肉，从肌肉间出来，肌肉在特殊情况下，比如痉挛的情况下会嵌压住神经、血管。这可能是出现症状的原因。

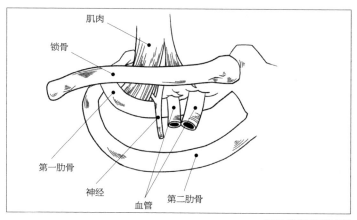

肌肉

锁骨

第一肋骨

神经

血管　第二肋骨

图26. 胸廓出口综合征

胸廓出口综合征的临床表现主要是上肢疼痛、麻木、肌力减退、怕冷等。比较典型的是在手的小指这一侧，也有人出现大小鱼际的萎缩；还有人出现交感神经的变化，比如皮肤缺血，甚至有人指甲变厚等。

胸廓出口综合征的诊断要到医院做特殊的检查，需要做电生理检查，还要和颈椎的疾病进行鉴别。一旦确诊，分保守治疗和手术治疗。一般先保守治疗，效果不好再考虑手术。保守治疗要注意日常姿势的改变、肩关节周围肌肉的锻炼、疼痛部位的封闭、理疗等。如果保守治疗效果不好，可以考虑手术把痉挛的肌肉切断，这样可以缓解症状。需要手术治疗的都是症状很严重的或血管压迫很厉害的。X线检查显示骨性结构有异常，出现颈椎先天发育的异常，横突压迫神经可能跟这有关系。

三、月骨坏死

月骨是手腕上腕骨中的一块，它可能发生坏死，但原因不明，可能与反复劳作有关系。一般男性体力劳动者比较多见，发病多在青壮年。临床分很多期，表现就是患者手腕痛、活动痛，甚至活动受限。需要专业的医生来诊断。治疗上一般考虑手术治疗，要把局部的压力减轻，改善血液循环，可能要把骨头进行延长或缩短。但这些手术方法不一定能使月骨坏死好转。

四、掌腱膜挛缩症

手上经常发生的病还有掌腱膜挛缩症。就是在手掌的中间隆起很硬的楞子，手掌伸不直。实际上这是组织的挛缩纤维化，让手指的伸展出现困难。这种病的发病原因不是很清楚，可能和基因有关系，像北欧或澳大利亚的人发病率就比较高。长期手工劳作可能也是促进发病的因素。还有与长期喝酒、吸烟、病毒感染、糖尿病等都有一定的关系。多种作用使局部出现纤维化表现，纤维化的条索使关节屈曲挛缩。需要医生帮助诊断。过去有保守治疗的方法，但是效果都不太好。比如说逐渐地抻，用固定架固定，复发的可能性都比较大。局部注射药物、理疗，如注射激素，这些效果也都不是特别好。也有人尝试注射胶原纤维酶，但是也没有得到特别肯定的疗效。所以现在最好的办法还是手术。对手的活动造成比较大的障碍时用手术治疗比较好，愈后手活动会得到明显改善。但有部分人会复发，所以不是说做完手术就没事了，复发率也是挺高的，大概会有一半的患者复发。这也是值得关注的问题。

五、手部肿瘤

手术是肿瘤最重要的治疗方法。术前要进行病理检查，就是所谓的活检。它是通过穿刺针取出一部分肿瘤组织，先看看它到底是哪类肿瘤，这样可以很好地制订治疗方案。

不同肿瘤有不同的切除方法。有的把局部切除就行了，有的在边缘切除，有的需要广泛切除，有的要根治切除，甚至需要截肢，等等。手非常重要，所以要尽量保存下来。具体的方案需要专业的医师才能决定。

随着技术的进步，手术方法有很多，可以考虑其他骨头来代替，把长肿瘤的骨头去掉换成其他的骨头再装上。现在还有人造骨和异体骨可以作为替代品来进行保留肢体的手术。涉及关节的部分，现在已经有专门设计制造的人工关节来替代被肿瘤破坏的关节。

除此之外，放射治疗和化学治疗也是骨肿瘤很重要的治疗方法。严格讲，恶性骨肿瘤虽然生长在局部，但是代表了全身的异常状态，很可能全身已经存在了恶性肿瘤细胞。全身化疗对于骨肿瘤的治疗显得非常重要，可以说它是针对全身的治疗。一般只要对化学药物有敏感性的肿瘤在术前或术后都要进行化疗，这对于提高患者生存率是很重要的，是不能忽视的。另外还有免疫治疗的方法，是一种比较新的治疗方法。

成人骨关节疾病

一、肩关节疾病

① 肩峰下撞击综合征

运动可以造成肩关节的多种损伤，比如游泳会引起肩峰下撞击综合征（图27）。肩峰下的肌腱在活动的时候能起到很好的作用，但是它反复跟肩峰的骨头进行摩擦，局部就会受损伤。损伤后滑囊引起炎症，反复损伤后炎症就变成结节，会鼓起，形成慢性炎症，而且还会有痛的感觉。人在抬胳膊的时候这个疙瘩通过肩峰底下一卡就会痛，抬到90°时痛，从上往下放到90°时也痛。

在肩平行的时候，发炎的地方正好卡在最狭窄的通道，发生撞击就会疼痛，打麻药后就不痛了。治疗上也恰恰就是这种办法，一般就在肩峰下的滑囊里，反复注射三次激素，看看症状是不是可以缓解。如果很顽固，只能通过内镜下进行肩峰下的减压手术，使它不相互摩擦，病症自然也就好转了。

出现此问题就要减少锻炼，最好能停止一段时间。局部可以通过"打封闭"，口服消炎药或理疗等来进行治疗。病情会有所好转。

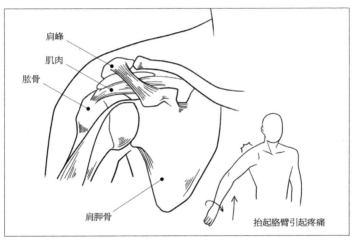

肩峰
肌肉
肱骨
肩胛骨
抬起胳臂引起疼痛

图27. 肩峰下撞击综合征

② 肱二头肌肌腱断裂

肩膀前面有肱二头肌的长头腱。长头腱由于它比较长，活动比较剧烈就会发生断裂（图28）。肱二头肌肌腱断裂往往都是在外伤或体育运动的时候突然猛烈使劲发生的。

肱二头肌肌腱断裂很容易判断。因为支点没了，肌肉抽到一块，所以会有个明显的包。影像学上，如磁共振可以看到断裂的情况。多数患者会感到屈肘的力量下降。疼痛一般持续2~3周，慢慢就会减轻，遗留的问题就是肌力低下。治疗就是把断裂的地方重新接上，这就得通过手术实现。

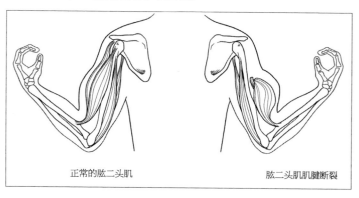

正常的肱二头肌　　　　　　　　　　肱二头肌肌腱断裂

图28.肱二头肌肌腱断裂

③ 肩袖断裂

肩袖在肩关节是个非常容易出毛病的地方，它实际上是4块肌肉的肌腱连在一起的，包括冈上肌、冈下肌、小圆肌、肩胛下肌。经常磨损的地方就容易断裂，最容易断裂的就是肩胛下肌的肌腱。其次是冈上肌。在解剖病例里，有30%~60%的人都会出现不同程度的肩袖断裂。在调查中发现，50岁以上的人大概10个人里就有1个。肩袖的断裂都是伴随着反复的劳作，是一种劳损性的损伤。但是好在多数人没有什么症状。有些人在年轻时做强力的运动也会出现肩袖断裂。断裂分成不同程度，有不全的、完全的，横着断的、竖着断的，有的断了一小部分，有的断裂很广泛。在临床上主要是肩部疼痛，不动的时候也痛。夜里安静了，疼痛比较明显，一般在凌晨2点到5点的时候最明显。断裂后肌肉的牵引力不行了，冈上肌断裂后外展的能力就差了，冈下肌断裂后外旋的功能就差了，肩胛下肌断裂后内旋的肌力变差。也可以出现肩峰下撞击综合征的情况，一抬胳膊肩膀就痛得厉害。

可以做个简单的动作看看有没有这些问题。把手背后放在腰部，继续往上抬肩膀，这时要用到肩胛下肌，抬不了就说明肩胛下肌断了。也可以用手按压腹部，这也需要肩胛下肌。这是一些简单的判断方法。影像学上可以看到一些异常，包括X线片、超声波、磁共振等能够发现问题。保守治疗主要是针对疼痛，局部注射激素或者通过口服非甾体类的抗炎药，可以起作用。也可以尝试局部的温热疗法，肌肉锻炼等。70%的保守治疗是有效的，其余效果不好。这时就得通过手术的方法来解决。一般年轻人应该积极地考虑手术。有肩峰减压手术，肩板修复手术，也可以用其他腱膜替代的方法。这些手术的效果还是不错的。有些人会再断裂，但是不会像第一次断裂那么厉害。

④ 钙化性肌腱炎

肩关节也可以出现软组织退变的表现，常见的就是钙化性的肌腱炎，由于肌腱里反复刺激而产生内部的钙化。钙化的基础是先有变性，碳酸钙的物质就在里面沉着了。有的时候可以很硬，也可以像牙膏的状态。类似于牙膏这种状态的钙化，在吸收过程中会引起比较强烈的炎症反应。炎症在肌腱内部会形成高压状态，就会引起很强烈的疼痛。痛得厉害的时候，肩都不能动。一般患者来急诊看，说痛得很厉害。我们发现肩膀肿、压痛明显等临床表现。但是有的时候也会变成慢性的，局部变厚，一抬肩膀就会"咯噔咯噔"响，有疼痛的感觉。照X线片可以发现钙化的部分有石灰的影子。急性期治疗可以用针头穿刺把里面的东西抽出来，或用激素抑制炎症，效果是非常好的。也可以通过吃药抑制钙化的吸收。如果吃药的效果不好，可以考虑手术把钙化灶摘除。

⑤ 肩关节习惯性脱位

肩关节不稳定因素很多，容易导致反复肩关节脱位，一般都是由外伤引起的肩关节脱位后反复脱位。肩关节脱位一般是向前脱位（图29），肩膀掉了，跑到前面去了，年轻人比较容易出现这种情况。一般是在20岁以前发生第一次脱位以后，百分之八九十

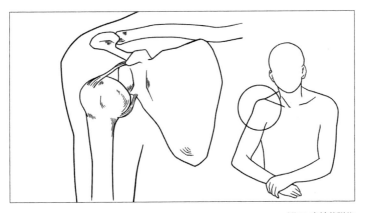

图29. 肩关节脱位

都会出现反复性的脱位。主要原因是第一次受伤时引起了关节囊和韧带的损伤，没能及时修复，造成不能保持稳定的结构，所以容易反复的脱位；损伤后也没有得到完全的整复，这就更容易出现反复性脱位。肩关节习惯性脱位一般都在某一个姿势的时候出现。反复性脱位一般都是外展外旋，特别是在做被动动作时很容易出现，因为它前方的稳定结构已经损伤了。有的人是在做体育运动的时候容易出现，也有的是因为日常生活，比如穿衣服、翻身，甚至打哈欠，都可能出现这样的问题。到医院通过CT、磁共振检查可以发现异常。治疗肩关节脱位只能通过手术，把损伤的结构进行修复，保护关节囊、关节盂、韧带等。现在这些修复手术都是可在关节镜下完成的。

⑥ 肩关节松弛

肩关节有整体松弛的表现，上肢放松时肩关节就会扩张，肱骨头就会往下掉，给患者造成很不舒服的感觉，也会感觉很疲劳，甚至会引起脖子肩膀都疼痛、手麻等。进行影像学检查时，如果肩部放松拿重物，肱骨头不在正常位置上，脱离肩胛骨，向下移动。治疗方法首先可以通过锻炼身体把肌肉锻炼强壮，往往患者肌肉力量很差，通过锻炼肩部肌肉就会有很明显的改善。有些人保守治疗的效果不好，那就可以通过关节囊的缝缩、胸肌的移位等手术方法进行治疗。

⑦ 肩周炎

肩关节最常见劳损性病变，叫肩周炎，也叫五十肩、冻结肩。50岁左右好发，疼痛是最主要的表现，肩关节活动受限，往前转、往后转、抬起都不行了，比较特征性的是不能用手摸后背。有些人虽然叫肩周炎，但实际上是肩板断裂引起的症状，另外一些人是肩板钙化造成的炎症。除此之外就是肩关节广泛的炎症或者是粘连性的关节囊发炎。这就是我们说的狭义的肩周炎了。

肩周炎可以分成几个期，冻结进行期、冻结期、解冻期。该病有自愈性，也就是说可以自己好。一般的过程都是1年左右。刚开始是疼痛，后来进展期就是疼痛伴随活动受限，安静时和夜间尤为明显。肩周炎一般采用保守治疗，最管用的就是在发病早期将其固定，局部注射药物或激素，口服消炎镇痛药就可以有明显的好转。后期活动受限了可以通过理疗康复来促进恢复。实在不行就通过手术治疗来改善、整复或松懈。

⑧ 肩关节骨性关节炎

肩关节不是负重关节，但是长期使用也会用"坏"了，造成所谓的磨损、劳损，称为肩关节骨性关节炎。虽然肩关节不负重，但是在外展的时候，上伸的时候，还是会在肌肉的作用下受到挤压。压力可以是整个上肢重量的10倍。如果手持重物就更会增加压力，所以做重体力劳动的人容易发生肩关节骨性关节炎。关节面磨损后软骨越来越薄。肩关节骨性关节炎分为原发性和继发性。原发性的骨性关节炎就是没有特别的原因，长年使用后慢慢就出现了。继发性的骨性关节炎有可能肩关节受过外伤，骨头裂了，就很容易出现劳损，或者是其他疾病先造成肩关节的损害，在这个基础上容易磨损变成骨性关节炎。

肩关节骨性关节炎临床表现就是疼痛。疼痛是间歇性的，一阵疼痛加重一阵减轻。开始是隐隐的钝痛，起床活动后加重，休息后好转。发展到严重的时候休息时也痛，而且肩关节慢慢地活动开始僵硬，活动受限，甚至肿胀，关节使用越来越不好。

肩关节骨性关节炎治疗，首先到医院检查，医生确诊后先保守治疗，通过吃消炎镇痛的药物，禁止过多的活动，做适当的轻度锻炼等缓解症状。实在不行，可以通过关节清理术、截骨术、融合术、人工关节置换术等手术方法治疗。

二、肘关节

① 肱骨内上髁炎

肘关节退行性疾病里面最常见的是肱骨内外上髁的炎症，这是由于反复使用肘部肌肉造成的肌腱在骨头的附着点慢性损伤，可采取休息、局部封闭、超声震波等方法治疗。

② 肘关节骨性关节炎

较为严重的肘关节疾病是肘关节骨性关节炎，也就是把关节磨损坏了。原发性的骨性关节炎无明显因素，逐渐起病，与劳动过多、先天软骨发育异常都有关系，也有外伤、感染等其他因素造成继发性的关节炎。临床上主要表现为活动后的疼痛，或撞击后绞索，在某个位置上绞索，一下子不能动了。随病情发展，肘部活动的范围越来越小。肘关节骨性关节炎需由医生检查及拍片来确诊。

比较轻的骨性关节炎先保守治疗，可口服非甾体类消炎镇痛药、理疗、戴支具保护都有一些效果。但是肘关节比较全面的磨损后局部封闭效果就不太好了。严重者可以通过手术的方法在关节镜下把破碎的骨片清理。如果还不行，可进行人工关节置换，这样可以得到比较好的效果。

③ 网球肘

网球肘（图30）是大家非常熟悉的肘关节疾病的名字，学名肱骨外上髁炎，原因是打网球的运动员多发这样的情况。肱骨外上髁疼痛很厉害，特别是在活动的时候。其实，发生这种情况多数是普通人，并不一定有打网球的经历。只是因为长期劳动，造成肘内侧的肌腱附着点的慢性损伤。网球运动员由于训练得法，发生网球肘的并不多见。本病以30~50岁的中年女性多见，发病的原因是反复的劳作，特别是手心向下时提重物。治疗的方法：

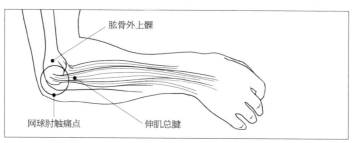

图30. 网球肘

首先保守治疗，痛的胳膊不能负重，万一非要拿东西就避免手心向下的姿势拿，这样疼痛就不会加重。网球肘的原因就是反复使用，有小的肌腱断裂、变性，必须给时间休息让它慢慢愈合。可以用戴在胳膊上的悬吊绑带来减缓疼痛。局部的湿敷和口服消炎镇痛药是有效的。也可以在局部注射激素，每周打一次，连续打3次，症状会明显减轻，一般不会很顽固。症状特别顽固的，可以考虑手术治疗。现在还有一种新的方法，叫超声震波，这是一种用超声振动波的方法把局部老化的组织新鲜化，促进愈合，效果是非常好的。

④ 肘外翻

正常人的肘关节都是轻度外翻的，但是不能太大，否则会形成肘外翻的畸形（图31）。一般男性大于12^0，女性大于16^0，肘关节就会有外翻畸形的倾向。外翻的原因可以由肱骨骨折引起，形成假关节，外侧支撑力不够。或外侧骨骺发生障碍，就是小的时候，骨头没有发育好，逐渐外翻就严重了。假关节造成的肘外翻，先要治疗假关节。如果在20岁左右没有合并假关节的畸形，再看看稳定性如何。如果稳定性不好，就要把假关节重新手术促进融合。如果30岁以后，若进行肘关节的融合手术可能会影响肘关节活动。有的患者还会合并迟发性尺神经麻痹，一旦有这种危险要做尺神经迁移的手术。

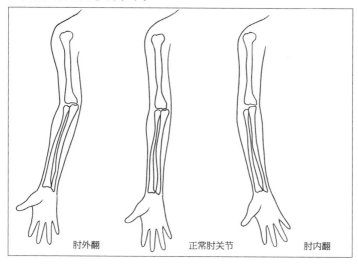

肘外翻　　　　　　正常肘关节　　　　　肘内翻

图31. 肘外翻、正常肘关节、肘内翻

⑤ 肘内翻

肘内翻（图31）就是胳膊向里歪，原因大多数是肱骨髁上骨折后引起。肘关节上方的骨折是比较多见的，尤其是儿童期，特别容易断。虽然一般打石膏就可以很顺利地愈合，但是很多患者容易发生并发症。一般人肘关节都是轻度向外倾斜的，有利于活动。一旦形成肘内翻，外形就比较难看了，活动也不方便。内翻20°以上，畸形就比较明显，还会合并尺神经麻痹，造成功能上的障碍。肘内翻的治疗就是采用矫正截骨术，把它纠正过来。

⑥ 肘关节类风湿关节炎

肘关节还会患类风湿疾病。类风湿是侵犯全身的免疫系统疾病，这类疾病的发病机制不是很清楚，结果就是人体自身的保卫系统——免疫系统出现识别错误，不断攻击自身的正常组织，造成组织破坏。类风湿关节炎是类风湿类疾病中的一种表现，它侵犯全身的关节，特别是四肢关节，脊柱也会被侵袭。起病发生在肘关节的患者就占10%，类风湿患者中60%都有肘关节的活动障碍，可见它是一个特别多发的地方。这种病本身就是反复破坏关节，最后关节肿胀、疼痛、活动受限。关节破坏后就不稳定了，会出现半脱位的情况。治疗上首先要全身治疗，长期应用抗类风湿药物。局部可进行关节内的注射。晚期要考虑做人工关节置换术。

⑦ 肘关节周围异位骨化

肘关节这个地方由于关节囊、韧带、肌腱比较多，容易产生异位骨化。所谓异位骨化就是在不该长出骨头的地方，比如肌肉里面长出骨头。这种异常现象往往都是在一些外伤、局部严重的创伤，例如骨折之后出现。有的人头部外伤、脊髓损伤、烧伤等会合并肘关节的异位骨化。长出这些不该长的骨头，就会出现疼痛，活动受限的情况，影像检查会发现在肘关节周围的软组织里面长出许多新生的骨头，查血会出现血沉快。治疗上用非甾体类消炎镇痛药，可以抑制骨化。一般不建议暴力性的康复治疗。病程在12个月以上的患者待炎症消退后要考虑骨化灶的切除。

⑧ 肘部滑囊炎

肘部容易出现滑囊炎。原因很多，常见的原先是反复的肌腱刺激、受伤、感染或者痛风。透析的患者比较容易得肘部滑囊炎。体内的代谢紊乱，也可能出现这个地方的滑囊炎。很多患者都不感到疼痛，经常是局部肿一包块，表面可以摸到，里面都是液体。治疗主要根据情况，一般先停止反复活动，减少刺激后会改善。如果不好，可以穿刺，把里面的液体抽出来，加压包扎，预防感染，消毒要彻底。在严格消毒的情况下也可以抽完液体注射激素，这样能够加快愈合。如果实在太顽固，也可以考虑手术治疗。如果皮肤特别薄，穿刺的时候要特别小心。避免出现皮肤的缺血坏死。

三、髋关节

① 髋关节发育不良

成人髋关节疾病中比较常见的是成人髋关节发育不良和髋关节脱位，这都是婴幼儿和儿童期疾病的延续。也就是说，小的时候有这种病，随着长大成人，越来越严重了。由于小的时候关节没有发育好，形成关节面对合不良，关节软骨很快磨损，甚至变成骨性关节炎。患者表现为髋部疼痛，跛行。治疗可以采用服药，减少运动。一些患者的可能需要手术，一般可以在髋臼部位或者股骨部位通过截骨矫正发育不好的关节的位置，改变关节力线和对合关系。

② 股骨头无菌性坏死

髋关节还有一个常见的病就是股骨头缺血坏死（图32）。比较多见的原因是酗酒，长期饮用烈性酒会造成血管的异常，容易使血管堵塞。股骨头处供血的血管比较少，一旦血管堵塞血运就不好了，造成股骨头坏死。除了酗酒之外，治疗其他疾病大量使用激素也是很重要的病因。激素会造成血管损坏。另外，股骨头缺血坏死也可由外伤引起。当外伤造成股骨头下方断裂，会使支配股骨头的血管损伤，也会造成创伤性的缺血坏死。还有就是全身性疾病也会引起股骨头坏死。例如痛风、血红蛋白异常增高、肾移植、做过放射治疗、风湿类疾病等。也有大约1/3的患者是原因不明的。

　　患者表现是疼痛，腹股沟、臀部深方、大腿前面痛，走路瘸。甚至有的人膝关节也痛。早期拍片子发现不了，做磁共振或核素扫描才能发现。创伤最小的还是磁共振扫描。到了晚期，就能在X线片上看出来，坏死的区域变白了。再晚一些，股骨头会被压得塌陷变扁。最严重的改变就是整个股骨头烂没了，髋关节变成假关节，患者走路就出现很瘸的样子。

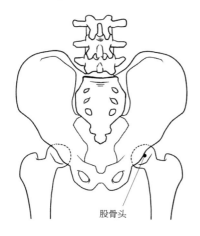

股骨头

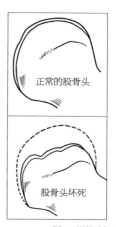

正常的股骨头

股骨头坏死

图32. 股骨头坏死

股骨头缺血坏死要根据不同时期进行不同的治疗，越早发现越好。早期可以通过药物改善血运，但是效果不是特别好。一般通过手术，对股骨头内部减压，增加支撑，把股骨头进行截骨旋转，把原来在底下没坏的面转到上去，保证股骨头还有较好的支撑性，这样就能有机会让坏死的部分慢慢愈合。病情发展到晚期，实在不行就要进行人工关节的置换，可进行股骨头的置换手术，用人工制作的股骨头替换掉原来坏死变形的自体的股骨头，可以起到比较好的效果。

四、膝关节

① 膝内翻

膝内翻是下肢常见的畸形，主要表现是两腿向内侧弯曲，在双下肢伸直或站立的时候两膝关节形成大的空隙，像"O"一样，所以又叫"O形腿"（图33）。

为什么腿会成这样呢？原因有两大类。

一是小孩软骨发育不良、佝偻病、缺钙、外伤、局部炎症、还可能是先天性的骨骺生长障碍。各种原因导致内侧骨骺不长，只长外侧，所以腿就越长越弯向里面，又叫布隆病。也有可能是肿瘤、小儿瘫、脑瘫等其他疾病伴发。其中40%以上的膝内翻都

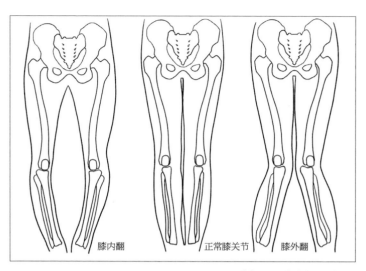

图33.膝内翻、正常膝关节、膝外翻

是在儿童时期发病，是因为小孩子缺钙，佝偻病造成的。30%是青春期迟发的佝偻病。所以佝偻病是一个非常重要的发病因素。临床表现就是走路的时候"罗圈腿"，两个膝关节合不到一起去。两膝关节的距离在3厘米以内算轻度，3~10厘米是中度，10厘米以上是重度。到医院进行X线检查，测量膝关节的角度即可诊断。

膝内翻比较严重的需要手术治疗。一般需要拍片，根据角度，在下肢不同的地方，进行截骨术的设计，把骨头切断，矫正过来再重新固定上，这样膝内翻就可以得到良好的治疗了。

② 膝外翻

膝关节不光可以往内弯，还可以向外翻，出现所谓的"X形腿"的畸形（图33）。它的原因很多，最常见的也是因为佝偻病。站直的时候膝关节能并拢在一起，但是两侧踝关节靠不到一起。这时我们让两膝关节并拢测量两踝关节间的距离，距离3厘米是轻度，3~10厘米是中度，距离超过10厘米就是重度。治疗上在骨骺闭合后考虑截骨手术来纠正。靠自己长好是不太可能了。

③ 膝关节骨性关节炎

膝关节常见疾病还有劳损性的膝关节骨性关节炎。发生的原因有原发性的，就是说只是长期的使用就用坏了。也有继发于其他疾病和外伤的，例如关节面骨折、关节软骨损伤、韧带断裂、不稳定等，或者膝内翻、膝外翻等畸形造成膝关节应力异常，都可以最终造成骨性关节炎。骨性关节炎的发病原因就是各种原因造成关节的软骨面磨损掉，从而引发疼痛、活动受限。有的人磨得很厉害甚至连半月板、交叉韧带也会磨损掉，形成膝关节的不稳定。

本病多发生于50岁以上，可以表现为疼痛，关节活动受限。早晨的时候特别明显，活动以后就会缓解，再剧烈活动又会加重，休息就会减轻。有些人表现夜里也会疼痛。总之它是个慢性病，关节会肿胀，有摩擦音，最终就是越来越痛，关节显得粗大，慢慢地关节活动越来越小，既伸不直，也弯不了，给患者生活造成非常大的困难。

比较轻的阶段还是保守治疗，包括物理理疗、肌肉锻炼，特别是股四头肌的锻炼是非常重要的。轻负重，尽量不要做登山这种运动，膝关节的运动尽量少做。可以口服消炎镇痛药，使用软骨保护剂，也可以进行关节内的注射。早期可以进行手术治疗。比如关节镜下的微创清除炎性物质、肥厚的滑膜和游离体，但是这种方法治疗的效果维持不了太长的时间，毕竟关节面损坏了，清理一下并没有本质的改变。如果病情比较严重，要首先考虑是什么原因造成的，对原因治疗。膝关节内翻、外翻就要通过截骨术改变力线。也有关节都彻底磨损坏了，那就只能进行人工关节置换。人工关节置换也分部分置换和全部置换，可以置换一个关节面，哪儿磨损坏了换哪儿，也可以整个都换新的。人工关节置换手术已经比较成熟，对于特别严重的骨性关节炎是最可靠的治疗方法。

五、人工关节置换手术

人工关节置换手术是治疗各种关节完全损坏的常用手术方法，也是比较成功的方法。但是人工关节也有可能会用坏。据不完全统计，全世界范围内40多年间已经进行了500多万例的人工关节置换了，总的来看，大概有10％的人可能还需要再做一次，就是用坏了，需要重新修理。这跟使用的年限过长有关系。因为很多的人工关节都要使用超过20年，甚至30年。人的寿命越来越长，所以人工关节虽然很结实，但并不是一劳永逸的，有可能会损坏。大多数人还是没事的。使用损坏的原因有很多，多数还是自己的骨头不够结实造成的，人工关节虽然没坏，但是和自己骨头连接的地方有松动，所以得再换个新的，这种手术也是比较复杂的手术。

六、脊髓灰质炎

脊髓灰质炎后遗症的治疗，也叫做小儿瘫成人期的治疗。脊髓灰质炎的名字有很多：小儿瘫，小儿麻痹症，比较正规的名称叫脊髓灰质炎。这种病的原因实际上是一种病毒，叫脊髓灰质炎病毒，传染给人以后，造成脊髓的运动神经细胞损害。它损害人的运动神经支配系统，造成松弛性的肌肉瘫痪，但人的感觉是正常的。这种病传染起来是非常厉害，也是很严重的传染病。对付脊髓灰质炎最重要的是预防，接种疫苗。疫苗接种的方式是口服糖丸。因为是给小孩吃的，做的方式使小孩子容易接受，所以吃起来像奶糖，很好吃。由于在我国进行普遍的接种，这种疾病已消失了。近年随着我国对外交流多了，国外的患者来我国的多了，中东地区和邻近的边境地区患者最近有所增多，是特别值得我们警惕的。这种病一旦感染就会造成不同程度的瘫痪。

临床表现轻的没有症状，小儿感染时重的分成急性期、恢复期、后遗症期。到成人期的时候主要是由于肌肉瘫痪引起的各种畸形。这种畸形的治疗是非常困难的，肌肉失去神经支配了，是不可恢复的。脊髓灰质炎需要与其他疾病鉴别，最需要鉴别的就是脑瘫。脑瘫是中枢神经的损害造成下肢瘫痪，甚至上肢瘫痪，可想而知它是上运动神经元的损伤，所以患者表现为全身肌肉痉挛，和脊髓灰质炎的肌肉松弛表现完全不同，治疗也是以早期康复治疗为主。痉挛严重的也可以考虑选择性的神经后根切断术，但是要慎重选择，否则会由痉挛变成软瘫。

脊髓灰质炎还需要与脑脊膜膨出症鉴别，后者是神经发育畸形，多数会造成下运动神经元损伤，体检时在腰椎部能发现这种畸形，这跟脊髓灰质炎是不一样的，而且它会造成双下肢对称性的麻痹。脊髓灰质炎造成的畸形没有规律性，哪个运动神经细胞病毒感染重哪个就死亡，所以会发生在不同的肌肉。此外，还需要与多发神经根炎、周围神经损伤鉴别，这都跟神经损伤的部位是相关的。

对于脊髓灰质炎的治疗，成人期一般通过截骨术来治疗继发的骨性畸形，还可以找一些不是特别重要的肌肉，或者说支配某个动作的肌肉如果是一组的话，其中找一个或两个肌肉把它移植到完全瘫痪这边，这就是我们常用的截骨术、松解术、肌腱移位术。脊髓灰质炎一般都是臀大肌、臀中肌的麻痹，走路会左右摇摆，严重的会造成髋关节脱位，膝关节伸不直或反向的膝关节过伸，因为前面的肌肉麻痹，必须通过向后弯来锁定关节才能行走。脚也有类似情况，表现为马蹄内翻足。一部分肌肉功能没有了，另一部分很坚强，就造成了脚尖朝下，抬不起来。通过松解、截骨等矫正畸形，把脚放平，再考虑移位肌肉止点重建动力。相对条件比较好的患者治疗效果是比较满意的，外表上就看不出来了，严重的治疗起来比较困难。总之这种疾病最重要的是预防，免疫接种就可以避免这种疾病的发生，一旦到了晚期，需要非常有经验的专业医生根据患者的情况进行分析再进行综合的手术治疗。手术的目标有句俗语，躺着的患者让他坐起来，坐着的患者让他站起来，站着的患者让他走起来，走的姿势难看的要改善。在有限的治疗下有所改善，有限的改善对患者就是很大的帮助。所以手术治疗到现在为止还是最有效的治疗方法。

七、脑瘫

脑瘫的后遗症是非常难治疗的，主要的原因是脑的损伤，是在产前或围生期或产后造成了婴儿脑神经的损伤或缺氧，最终的结果就是一部分脑神经损害，造成下肢运动不协调或运动功能障碍。脑瘫可以分成不同的类型：痉挛型、手足徐动型（手足自己控制不了活动）、共济失调型（步履蹒跚）、强直型（哪儿都弯不了，像根钢管）、混合型。脑瘫可以表现为一个肢体的瘫痪或一侧肢体的瘫痪，也可以只是下肢瘫痪，也可以是全身性的。手术治疗的原则一个是矫正畸形，一个是平衡肌肉力量，再一个是帮助稳定关节。总之是需要通过手术进行治疗。还有一种治疗方式叫选择性的神经后根切除术（SPR）。通过把脊神经分出来的周围神经的后束支，就是感觉支切断，让痉挛反射减弱。这种手术的缺点是患者原来是硬瘫变成软瘫了。因为根本的原因还是动力有问题，平衡有问题。所以，有的时候患者能改善，有的时候就更不好了。所以现在国外不太主张用这种破坏性的手术方式治疗，还是主张在婴幼儿时期早发现早训练，通过康复训练让患者建立新的平衡是解决这类疾病更好的方法。

足部疾病

一、踇趾外翻

脚上最常见的病就是踇趾外翻（图34）。病因与脚的形态有关系，跟遗传有关系。一般前脚比较宽大的人容易得这种病。还和穿鞋有关，不穿鞋的人前脚宽大也不会发病，但是穿鞋以后前脚部分受到束缚和冲击，前脚向一起收拢，但是因为前面比较宽，脚趾一收拢，踇趾就被动地挤向外侧，长期挤向外侧就很难回复了，就形成了踇趾外翻。踇趾外翻除了外形难看，还会造成关节的半脱位、足弓塌陷，脚的畸形很严重。

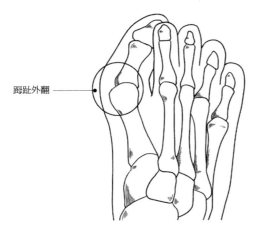

姆趾外翻 ——

图34. 姆趾外翻

姆趾外翻患者的主要表现是疼痛，它是遗传和后天的因素所致，往往都是双侧的，女性多见。女性软组织很软，很容易变形，而且女性总是喜欢鞋穿得比较小，觉得脚瘦小好看，穿又紧又小的鞋，造成姆趾外翻。治疗上首先要穿宽松舒适的鞋。不严重时可以局部消炎镇痛，佩戴支具治疗，等等。非常严重的患者就得考虑手术了，有一百多种手术方式。总的原则是通过改变姆趾和脚掌的对应关系来改善外翻脱位，改善肌肉平衡。由于长期挤压，导致外面肌肉紧，里面肌肉松，所以就失衡了。也可以通过手术把前脚变细，进行截骨术，这是从根本原因上改善，因此通过手术可以使患者得到明显改善。手术是非常有效的治疗方法。

二、足部类风湿关节炎

脚上的类风湿关节炎是非常严重的疾病，类风湿是一种自身免疫性疾病，它可以造成关节破坏，在脚上也表现出多个关节的破坏，最后造成脚的畸形，蹞趾严重内翻，甚至发生垂状趾等，患者走路非常疼痛。治疗的目的是通过手术来减轻疼痛，缓解症状。通过医生检查可能有的只需要滑膜切除术，有的需要切除已经被破坏的关节。最新的治疗方法是，如果只是关节表面损害了，可以考虑关节置换术，需要专业医生治疗。症状轻的患者可以做理疗，局部用支撑垫，用抗类风湿的药物来减缓症状。严重的患者只能手术。

三、马蹄内翻足

成人脚上的畸形比较多见的叫马蹄内翻足畸形（图35）。这种畸形是指脚呈现用足尖行走的固定状态，多数是由于脊髓灰质炎后遗症造成的。也有患者是因为受伤了，造成肢体短缩，以后形成姿势性的马蹄足。表现也不一样，有的内翻，有的外翻，还有高弓马蹄、垂状趾。还要看看患者是不是有一侧下肢的短缩畸形。

治疗需要专业医生进行决断。12岁以下的患者行单纯的跟腱延长术可以取得比较好的结果。肌肉平衡失调的问题可以通过肌腱移位术来调节平衡。成人期马蹄足严重的会造成关节的骨性关节炎，单纯分解肌肉可能效果就不好了，这时要同时进行截骨术。在不同的部位截骨甚至把部分关节融合起来，促进稳定性的重建，这样可以得到比较好的效果。常有的手术方法有胫后肌的前移、胫前肌的移位、腓骨肌前移手术、三关节的融合或几种手术方式的组合。

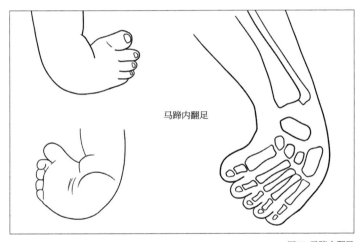

马蹄内翻足

图35. 马蹄内翻足

四、平足外翻畸形

平足外翻畸形，又叫扁平足（图36）。人的脚是有足弓的，不是平面，着地的时候，是前脚掌和足跟支撑。有的人足弓塌陷就变成平足了。尤其是内侧的足弓没有了，特别难看。平足外翻畸形病因往往为先天畸形，也有继发性的，与脚部关节的损伤脱位有关。有的人足弓过分柔软，韧带组织没有力量，会造成足弓塌陷，也有骨头畸形造成的。保守治疗可以用足弓垫，但是效果可能不是特别好。如果症状非常严重可以考虑治疗性的手术。但是目前对这种病进行手术不是绝对有把握，所以不太建议手术。常用的手术方法有足弓融合、重建足弓。还有肌肉移植的手术和关节融合的手术，方法很多，需要专业骨科医生来进行。

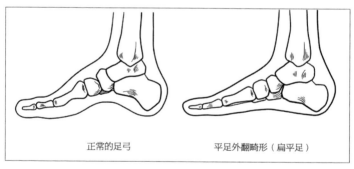

正常的足弓　　　　　　　　平足外翻畸形（扁平足）

图36. 正常足弓与平足外翻畸形

五、跟足畸形

跟足畸形的原因是支配脚后跟的肌肉瘫痪了，所以垫不起脚来，老用脚跟走路，因为往下蹬的力量没有了，所以长期就变成用脚后跟走路了，叫跟足畸形。治疗原则上要考虑三关节融合术。也可以考虑肌肉重建的方法，但是肌肉重建必须有足够的力量，需要跟腱力量很大，有的时候效果不是太好，可以把胫前肌移过去重建，也可以胫后肌重建、腓骨长短肌重建，等等。还得看看这些肌肉的力量够不够，甚至有时候用两组肌肉进行重建。

骨质疏松症

骨质疏松症也是一种常见的骨科问题。

骨头"变软"，骨密度减小，容易骨折是骨质疏松的表现。提起骨质疏松，很多人都确定地认为这是一种病。但是仔细想想，这真的是病吗？可能大部分患者骨质疏松是老化和退化的一种必然表现，是自然现象，是人类无法改变的自然规律。但是骨质疏松也是病，因为它会导致骨头出现一系列的问题，给患者带来痛苦，甚至影响生命。特别是容易骨折，对人类生命的威胁很大。如果是在自然界，骨质疏松的动物会被天敌吃掉。对于人类，骨头断了虽然不会直接导致死亡，但是人却再也不能动了，长期卧床会导致身体功能会受到一连串的影响。比如肺炎、心脏病等都会接踵而至，所以由于骨折造成死亡的老年人非常多。

一、骨质疏松的三大原因

① 遗传因素

不可否认每个人的基因不一样，这和身体内所继承的祖先的活动能力有关，如果得到的是很强壮体格的基因，就不容易发生骨质疏松，相反就容易出现骨质疏松。这是我们目前没有能力改变的部分。同时，我们可以得到启示，我们应该锻炼出强健的体魄，把良好的基因传给后代。

② 长期储蓄的效应

如果从小缺乏营养，再没有坚持运动和晒太阳的习惯，骨骼发育不好，钙质储存量低，到老年后，就容易出现骨质疏松。人体就像一个银行，一生的日积月累，最终会体现在老年后的身体上。所以健康是要从小抓起的。

③ 生活方式

主要是饮食、运动、阳光三大方面。

饮食主要提供骨的原料，包括两大方面：一是矿物质，主要是钙和磷，它们在体内形成磷酸盐，结晶成羟基磷灰石，结合到骨组织的蛋白质网状结构上。它相当于建筑材料的水泥，提供硬度。饮食丰富、不挑食的人一般不缺钙和磷。二是蛋白质，它构成骨组织的网状结构，相当于建筑材料的钢筋，主要提供韧性和弹性。所以人不能长期素食。蛋白种类可以动物蛋白和植物蛋白混合食用，也就是说人应该是杂食动物，尽量多吃一些种类。

运动直接决定骨组织是否强壮。人体是一个精密的自动调节系统和节能系统。骨组织主要是为了运动而存在，而且人体根据日常活动的需要将骨组织调节在最合适的量。如果我们不运动，破骨细胞就会及时清除过多的骨组织，减少骨组织重量。如果经常负重，那么成骨细胞就会辛勤劳作不断增粗骨组织。所以，人的生活不论条件多好、多舒适，都必须坚持一定的运动，这样才能维持骨的健康。

阳光的主要作用和维生素D的活化有关，而具有活性的维生素D又是促进钙吸收和向骨组织内转移的必需物质。因此人不见阳光，骨质只有衰弱一途了。白人祖先是生活在光照不足的寒带，所以几十万年的积累，造成他们的基因，决定他们喜好晒太阳的行为。其实他们的皮肤对阳光很敏感，与之相比我们这些黄种人更需要晒太阳，特别是如果生活在寒带的话。否则，我们会比白种人更容易发生骨质疏松症。

二、骨质疏松症的判断

是否有骨质疏松症需要专业的检查才能确切知道。一般有两种方式来做骨密度测量，一种是CT，另一种是双能X线骨密度测量仪。到医院里面就可以得到相应的检查。

1.) CT测量又叫QCT，如果低于2.0SD，就是骨质疏松症。

2.) 双能X线骨密度测量仪DEXA，结果分为T值和Z值。T值是和正常30~35岁人群比较，低于2.5标准差为骨质疏松症。Z值是和同年龄性别组比较。

骨质疏松症的表现就是容易骨折、骨痛和驼背。骨折，甚至多发的、经常的骨折是给人体造成损害、痛苦甚至生命威胁的直接原因。

三、骨质疏松症的预防

在生活中，我们应该如何预防骨质疏松症呢？可以从下面几点入手。

· 从小有好的生活方式，饮食、运动、阳光。

· 避免日常骨折受伤，动作要缓慢，避免摔跤。

· 适当补充钙剂。老年群体还有活性维生素D、雌激素、降钙素等专用药物可以选择，这就需要专业的医生指导了。

四、骨质疏松症的治疗

骨质疏松症的治疗主要有两种方式：手术和药物治疗。

① 手术

骨质疏松症的最大问题就是容易出现骨折。骨折治疗的方法有很多，可以进行固定手术、换人工关节，都是成熟而先进的治疗技术。另外椎体压缩可以通过经皮穿刺注射骨水泥进行快速固定止痛，又称为椎体成形术或者后凸成形术。

② 药物治疗

治疗骨质疏松症的药物类别很多，但是要在医生的指导下去吃，千万不要乱吃，特别是激素相关的药物更不可乱吃。

· 激素替代疗法

是针对绝经期妇女由于体内雌激素减少造成的骨质疏松症进行的治疗。在专业医生的指导下进行小剂量的雌激素治疗，越早开始效果越好。虽然有报道认为可能提高乳腺癌的发病率，但是没有明确的结论。常用的药物有尼尔雌醇、倍美力等。

·降钙素

具有很强的抑制破骨细胞的骨吸收作用，我们讲过破骨细胞相当于建筑工里面抡大锤砸墙的，清理拆除骨组织，一般是拆除不需要的骨组织，但是功能异常时也会将有用的骨组织拆掉。降钙素就可以阻止这样的破坏行为。另外降钙素还可以促进活性维生素D的产生，活性维生素D可以促进吃到肚子里的钙转运到骨里面去。常用的这类药有：鲑鱼降钙素注射液（肌内注射、皮下或鼻内给药），鳗鱼降钙素（益钙宁）等。

·双膦酸盐

可以吸附在骨组织的表面，阻止膦酸盐结晶（钙的存在形式）的溶解，抑制骨吸收。常用的这类药有：阿仑膦酸钠（福善美）注射液等。

·小剂量甲状旁腺激素皮下注射

是一种最新的疗法。人们发现过去认为的促进骨质疏松的甲状旁腺激素，如果每日小剂量给药，效果完全相反，可以出现明显的促进骨合成的作用。一般给药一年，骨密度可以恢复正常，是最具有确定疗效的新型药物。但是骨密度恢复正常后还要使用其他几种药物来维持疗效。这类药物有一个缺点，就是比较贵。

其他代谢性骨疾病

一、佝偻病和骨软化症

骨头在生长过程中缺钙就会造成骨骼的一系列病态改变。如果骨头生长中显示有软骨，会在生长中不断变成硬骨。软骨没有消失前出现的缺钙就会成为佝偻病；软骨消失后再缺钙就是骨软化症。

① 原因

营养缺乏性：维生素D摄入不足，或者阳光照射不足。所以此病在北方和素食人群中较为多见。如维生素D先天不能在体内活化，这称为先天缺陷性疾病。如因胃切除出现骨软化症，是由于胃切除后造成维生素D吸收障碍。小肠疾病也会造成维生素D吸收障碍。长期使用抗癌药物可造成维生素D在肝内转化，失去活性后排出体外。肾性骨病会造成维生素D合成障碍和钙的吸收障碍。肿瘤性骨软化症，推测是间叶性肿瘤分泌多种类似激素的物质，促进磷的排泄导致钙丢失。

② 临床表现

孩子患这类疾病表现为多汗、易哭闹、抽搐、喉痉挛、脑后发秃、骨骼出现异常、串珠肋骨、手镯腕骨、鸡胸、罗圈腿等。

成人患此病表现为下肢弯曲、骨痛、肌无力、病理性骨折等。

③ 治疗

到医院专业治疗是必需的，一般是补充钙、磷和活性维生素D。畸形需要手术矫正。

二、原发性甲状旁腺功能亢进症

人体的颈部有甲状腺，甲状腺的旁边有小的腺体叫做甲状旁腺。甲状旁腺分泌的激素叫甲状旁腺激素，它对钙磷平衡和骨代谢起到重要调节作用。这种激素如果异常分泌过多，就是甲状旁腺功能亢进症。

临床表现为无症状型和有症状型。无症状型的表现为化验异常，骨密度度低。有症状型分为骨型、肾型和肾骨型三型。骨型表现为骨骼脱钙和骨膜下骨吸收。容易发生骨折，拍片子可以发现骨头囊性改变。肾型表现为大量钙质被排除，可以形成尿结石，肾脏钙沉积，肾功能损害。肾骨型为上述两种混合型。

原发性甲状腺功能亢进症治疗主要通过手术治疗。也可以应用微创方法，在内镜下手术。

三、甲状腺功能亢进症

甲状腺功能亢进症有很多种类，最多见的是自身免疫病。

临床表现：疲劳、虚弱、神经过敏、怕热多汗、体重下降、心率快、肌肉无力和萎缩。也可以表现为骨质疏松、腰背痛、容易骨折。

诊断：要到医院去进行甲状腺功能测定。

治疗：药物治疗、放射性碘治疗和手术治疗三种方式。

小儿骨科

　　小儿骨科是很特殊的领域。小孩的最大特点是处于在发育的过程中，很多骨头还没有长好，还要继续长。所以治疗时一定把生长的因素考虑到里面。很多小儿骨科的病在小孩时期表现出来往往带有一些先天遗传性的疾病，像各种畸形等。有些治疗也是比较困难的。这是小儿骨科的特点。所以小儿骨科一般不是特别主张积极的手术，考虑到骨头生长发育的情况，尽量能不做就不做。必需做的侵袭也要比较小。小儿骨科手术常用针或钢丝来捆绑，很少用大的内固定器材，主要就是怕对骨质有破坏。

一、小儿骨折

小孩不是特别容易发生骨折，因为小孩骨头比较柔软，弹性好。但有的部位相对容易发生骨折，比如锁骨骨折，受到外力时就会发生。特别是新生儿、婴幼儿的锁骨骨折容易被忽视，因为他们不会说话。有的时候是大人发现小儿肩部有包块才去看病，容易造成误诊，就是没有及时发现。如果从孩子腋下抱他就哭，就要考虑是不是有这个问题，及时到医院看是很重要的。对于锁骨骨折常用八字绷带固定，一般是不需要手术的。小孩愈合也是比较快的，一般3个月就愈合了。八字固定通常需要一个月的时间。拆除后慢慢长结实就可以了。当然也可以手术治疗，但一般尽量不手术，如果特别严重可以考虑经皮穿针把骨折固定起来。

二、肱骨髁上骨折

小孩上肢外伤最常见的就是肱骨髁上骨折，就是肘关节上面的地方骨折了。一般是摔倒的时候伸直胳膊或半屈曲时磕到地上了。治疗上一般要手法复位，石膏固定。有的孩子很难维持在好的位置上，就需要手术治疗。一般愈合问题不大，但是容易出现肘内翻。虽然长好了，但形态不好看。特别是随着发育，内翻越来越严重，比较严重了还需要再次手术来纠正。有的由于损伤太严重，局部会出现异位骨化，就是在周围的肌肉里面长骨头。这时，需要有经验的医生来进行治疗，避免在局部有过多的损伤。偶尔会出现血管损伤，表现为手指的肿胀、发白、血液供应不好等，甚至出现麻木，应及时告诉医生。

三、高肩胛症

小儿先天的肩关节病里最多见的就是先天的高肩胛症，即肩胛骨一边高一边低。在胚胎发育过程中肩胛骨出现时在第五颈椎到第一胸椎之间，很高的位置。随着胚胎的发育它逐步往下走，最后到第二肋至第七肋水平。所以随着胎儿的发育有一个下降的自然过程。在发育的过程中受到干扰，如宫腔内的压力高或基因的异常，一些先天的因素就会导致下降不成功，导致肩胛骨停留在高位的位置上。

高肩胛症每个患儿轻重程度不同，可以分成一到四级。这个病不但外观难看，而且影响肩关节的活动。治疗方法只能手术治疗。一般都是针对比较严重的患儿才考虑手术，可以把肩胛冈切除一部分，也可以在肩胛骨周围松解使它降下来。一般在3~6岁时考虑手术，但是否一定要手术一直在争论，手术的效果也不是特别好。做完手术后有的肩胛骨是能降下来，但体积偏小，左右不是特别的对称，改善外展功能也不是特别好。做完手术以后胳膊可能也不是那么容易伸起来。作为患儿家长，要能了解这些情况，在选择手术时要慎重。

四、桡骨小头半脱位

小孩多发的骨科疾病还有桡骨小头半脱位（图37），俗称牵拉肘，老百姓也称为胳膊脱环了。一般多发于幼儿和学龄前儿童，发病多在2~3岁，7岁以后就很少发生了。一般家长拉着小孩走，一使劲，小孩胳膊突然疼痛得不能动了。 一般人都以为骨折了呢，急忙送到医院。这是因为小孩还没有发育完全，肘关节桡骨小头韧带比较松弛，所以一拉就容易脱出。所以一定看有没有牵拉史，前臂不能动了，固定在屈肘位。到医院拍片子也没有什么异常，有经验的医生很快就会诊断出这个问题来。只要稍稍把它往前往后旋转几次就复位了，

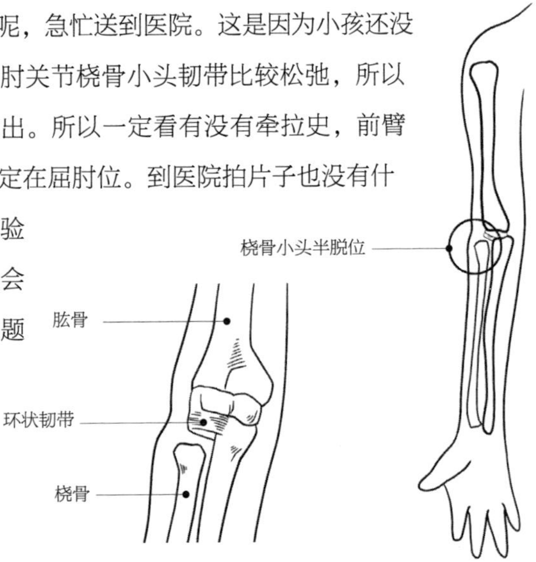

桡骨小头半脱位

肱骨

环状韧带

桡骨

图37. 桡骨小头半脱位

一般是不需要牵引的。牵引反而容易造成不易复位。复位后就没有太大问题了，不需要固定。如果还疼痛厉害，可以戴个吊带，不痛就不必用了。

五、小儿手畸形

有多种手部先天畸形。有的是发育停滞了；有的是本该分开的手指长到了一起，没有分开；有的是重复畸形，多长出了手指；也有的是过度生长；有的是发育不良；还有先天绞窄的环在手指上。此外还有很多其他的畸形。治疗一般要到专业的手外科看病，都会有相应的治疗方法，可以取得比较好的效果。

六、小儿股骨头缺血坏死

小儿的骨科疾病还有一种叫股骨头缺血坏死，也叫珀西斯病或LCP病。这种病是由缺血引起的股骨头头骺改变。如果过程停止了，可能慢慢还会恢复回来。总体来说4~12岁容易出现，男孩多发。有人认为与凝血异常有关，但目前还是没有弄清楚病因。临床表现就是走路瘸了，局部疼痛，夜里疼痛更明显。一旦发现孩子这样应该马上到医院去检查。本病根据轻重程度分成好几级，早期就是对症治疗，疼痛严重可以卧床、牵引，或给予非甾体类消炎药，或使用支具。如果实在不行，就要考虑手术治疗，手术也有不同的方法，是需要通过医生的判断来进行选择的。

七、发育性髋关节发育不良

小孩多发的骨科疾病还有先天性髋脱位。这个名字使用了很长时间，后来觉得不是特别好，改为发育性髋脱位，也称发育性髋关节发育不良，它的意思是髋关节在发育不良的基础上逐渐出现脱位。一般小女孩发病率比较高，是男孩的4倍以上。本病原因不明，考虑多种因素影响，比如激素、遗传基因等的问题。容易造成这种疾病的因素有韧带松弛。韧带、结缔组织发育很软，有这种基因的孩子容易有这种问题。臀位生出来的孩子也容易患此病。还有刚出生的孩子被放在什么体位很重要。很多人把孩子包的笔直笔直的，这样容易产生髋关节脱位。应该把孩子摆在双腿屈曲外展位，像骑马一样，或者叫青蛙位，这样发育就比较好了。还有的在发育过程中正常髋臼发育有变化。原来髋臼很深，发育过程中变浅，出生后再逐渐变深的过程。有时这个过程出现障碍了，也不行。本病跟人种也有关系，亚洲人就比较少，美洲人和高加索人就比较多，可见这种病和基因有相关性。

本病的预防很重要，小孩生出来以后一定要做检查，如果有这样趋势的孩子就赶紧进行治疗，很多通过治疗就可以改善了，甚至就完全没有问题了。早期发现有先天性髋脱位的可能性就佩戴支具（图38），通过支具的治疗还是非常有效的。 如果效果不好可以考虑其他方法，如外展石膏固定，最终还可以选择手术治疗。这种病的特点是发现得越早，治疗得越早效果越好。

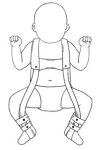

图38.髋脱位矫正带

八、小儿股骨头骨骺滑脱

小儿的股骨头在开始生长的时候是分成两块骨头的，上面是一块骨头，下面是一块骨头，中间是通过软骨连接的。慢慢随着生长发育最后才连接到一起。有的孩子在没有长到一起的时候会形成断裂，形成移位滑脱，这叫股骨头骨骺滑脱。男孩多见。负重的一侧多见。本病和高速发育的时期有关，容易出现在快速发育期10~16岁，多见于负重的腿，体重越大发病率越高。有一定的遗传性，黑种人发病率非常高。本病可以是急性过程，也可以慢性发展。本病的原因不是特别清楚，有人考虑是机械的因素或者重力的影响，也有内分泌的因素，患者会出现内分泌方面的异常。甲状腺功能减退，垂体功能减退，等等，容易伴发这样的疾病。

临床表现主要是腹股沟疼痛、大腿内侧、膝关节疼痛，其他表现不多，因此需要到医院进行检查。治疗主要是避免负重，确诊后卧床休息，在此基础上考虑是否手术。手术可以先把滑脱的骨骺固定住，使它不要进一步发展；根据病情也可以先复位，复位以后再固定；实在不行还有截骨术，等等。股骨头骨骺滑脱后会出现股骨头的缺血坏死，会出现软骨的溶解。这需要专业的医生进行相应的治疗。

九、髋关节滑膜炎

髋关节的疾病也是比较多的，除了与发育有关的疾病，如先天的髋关节发育不良、先天性髋脱位、股骨近端发育不全、先天性髋内翻等之外，还有单纯性的髋关节炎，这也是小儿髋关节常见的病。单纯性髋关节炎很难找到病因，猜测可能是与外伤、感染或过敏有关。但实际上也没弄懂是什么原因，可以说就是非特异性的滑膜炎。

此病需要和股骨头坏死、化脓性髋关节炎相区别。一般发病年龄都是3~10岁，男孩居多，两侧发病者少见，一般只发生在一侧关节。主要表现为疼痛，大腿、前内侧、膝关节等地方的疼痛比较多，会出现活动困难，腿外展外旋的状态，甚至觉得患肢变长了。检查发现活动度受限，屈曲时不能往里内旋，首先出现内旋受限，也可以出现外展外旋受限。血液检查看不出什么问题。X线检查也看不出异常。这是这一疾病特点。有时候会看到关节液比一般人多一些。一般要多观察少活动。要观察2~4周，症状自动就改善了。症状特别厉害的可以考虑吃镇痛药或做牵引治疗。

十、盘状半月板

人的膝关节里有两块软骨，像月牙一样，里面一块，外面一块，称为半月板。正常的半月板是月牙状的。小孩在发育早期半月板是盘状，不是月牙状。随着发育中间被吸收，就变成月牙状了。有的人一直不吸收，始终是盘状的，这就形成了半月板的异常（图39）。盘状半月板损伤后会出现疼痛、跛行、肌肉萎缩、膝关节伸不直、甚至弹响。如果是普通的盘状半月板，一般不需要治疗。但是，如果因此有损伤、活动受限，就应该考虑手术治疗。手术治疗有两种方式。一个是把盘状半月板切除，一个是修成半月状的。目前看来还是修成半月状的效果好。

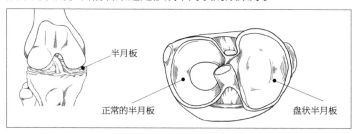

半月板

正常的半月板

盘状半月板

图39. 正常半月板和盘状半月板

十一、膝外翻

小儿发生膝关节外翻很多是生理性的发育过程。其实2~6岁小孩膝关节15⁰以内的外翻都是很正常的，在2岁多的时候加重，在5岁的时候又逐渐恢复到正常。有的孩子发育得比较慢，到7~8岁才正常。但是如果8岁以上膝关节还外翻，就很难恢复到正常了。所以我们要根据情况考虑。15⁰以内的外翻可以垫足弓垫，如果超过20度，要通过支具进行矫正，一般不优先考虑手术，只有对很严重的才考虑手术。比如小孩超过10岁，两脚踝距离大于10厘米，或者膝关节外翻角度15⁰~20⁰以上了，这就要考虑手术矫正。

十二、胫骨结节骨骺炎

爱好运动的小孩膝关节下、胫骨前、胫骨结节的地方鼓一包，很痛，有时候会出现活动受限。很多家长会很紧张，怀疑是否长肿瘤了。其实这是胫骨结节骨骺炎（图40）。

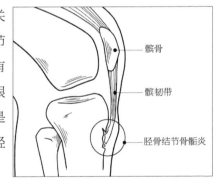

髌骨

髌韧带

胫骨结节骨骺炎

图40.胫骨结节骨骺炎

它一般在快速生长期，发生在特别喜好运动的青少年身上，以男孩子多发。只有1/4的人是双侧，多数是单侧的。发病原因是应力的作用。人在生长期胫骨结节有一块独立的骨头，它是一块软骨，慢慢变成硬的骨头，最后和小腿的骨头长到一起去。所以在没长到一起之前，由于应力的作用会出现成骨细胞活跃，就会有很多细胞增生，胫骨结节会增大，就会鼓起来。

这种病的发病一般都是跟运动有关，有的人也有外伤史。临床表现是不知不觉中慢慢出现的，症状是间歇性的出现，也不是太重，轻微的活动受限。到医院检查后确诊是这个问题后首先保守治疗，限制运动，不要跑跳，休息3个月，症状都可以缓解。症状严重的可以做石膏固定，限制局部活动。也可以每天局部冰袋冰敷20分钟，这是外敷的治疗方法。还可以吃消炎镇痛的药，疼痛就会慢慢缓解了。病程为2~3年，慢慢就自愈了，不用特别的担心。

十三、臀肌挛缩症

臀肌挛缩症是小孩常见疾病，或者又叫"弹响髋"，一走路嘎巴嘎巴响，坐下的时候翘不了二郎腿，严重的患儿走路一瘸一瘸的。发生的原因就是一部分肌肉挛缩了。挛缩的原因有两个：

一个是先天的因素，基因有问题的小孩，轻度肌肉损伤会造成严重的反应，出现大片的肌肉坏死。另一个是直接的原因，是肌肉注射造成的，或者是局部肌肉受到外伤。普通的人伤了可能也没事，但是这种有先天因素的人就不行了，一打针肌肉就挛缩了，受点伤肌肉就挛缩了，甚至很严重的人没有明显的受伤肌肉就发生挛缩了。常见的部位可以发生在常做肌内注射的部位，如臀大肌、三角肌、股四头肌，其他地方比较少见了。

病理上可以分成肿块型、片状的膜型和塑袋型。但是对临床医生来说这个分类意义并不大，因为医生主要看患儿肌肉挛缩畸形以后怎么办，最主要的是帮助患儿把挛缩的部位松解。临床上医生有很多重要的判断方法。要通过检查判断肌肉的哪个部分挛缩了，而且还要判断是小范围的，还是大范围的，还是广泛的挛缩；是浅层挛缩，还是深层挛缩。这在治疗上有不同。

治疗的方法只有手术。过去一律切开做松解，现在对一部分患儿可在镜视下经皮做浅行的松解，这对患儿来说损伤比较小。但是也不是所有的患者都适合，要看患者挛缩的部位和具体的情况。如果松解的恰当，术后坚持锻炼，效果还是不错的。

如何到医院看骨科病

　　很多人对于看病很烦恼，因为不知道该选哪家医院好，或者去了很多医院，说法都不一样，一头雾水。

　　其实看病，特别是看骨科病，还是有些可以参考的办法。

一、自我判断

首先是自我判断。这有个秘笈。如果外伤，就要看是否局部肿胀，是否可以活动，是否有剧烈疼痛，是否有局部畸形。如果有其中一项，还是应该去医院看急诊看。

去医院之前最好保持住身体或肢体位置的现状，周围的人帮助平抬平放，最忌讳又拉又拽，可能会造成进一步的损伤。

如果不是外伤，首先看看发病是否很急，有无难以忍受的痛苦或者活动障碍，如果有，还是要按照上述的办法去急诊看病。

二、如何选择医院

当自己判断需要去医院看一看的时候，如何选择医院呢？一般来说，就近医疗是最为快捷方便的，特别是问题不严重的时候，不要上来就奔大医院。如果自己估计病情比较严重，就要找专业性强的医生。首先看你对所在城市的了解，如果有著名的专科医院还是要去那里最保险，比如在北京，就去积水潭医院。虽然可能遇到患者很多，甚至做不上手术的问题，但是看病的水平是有保证的，因为医生的水平和经验很重要。千万不可以通过按照各种媒体的广告宣传去看病。如果当地没有骨科特别强的医院，或者不了解，就去比较大的综合性医院，毕竟大医院各种设备齐全，医生也是有一定经验的。另外，要特别注意不要在医院附近、车站口等地方，和拿着X线片袋子的"热心人"攀谈，谨防他们用各种花言巧语，骗你去某个江湖医院看病，骗走你很多钱。

如果是慢性起病，症状比较轻，也没有严重的障碍，可以先去附近的正规医院的骨科看看，先判断是否有严重的疾病和提出大致的治疗意见。如果没有禁忌就可以去中医正骨科或者针灸科做一些保守治疗。如果看了几次效果不好，可能是复杂的疾病，没有诊断出来，也可能是慢性疾病，需要长期治疗，就要去骨科专科强的医院诊治。

三、在专科强大的医院如何挂号

很多患者去了专科强的医院或者专科医院看病，就会发现骨科相关的科室有很多，一时茫然，不知道应该挂哪一个比较合适。当然去分诊台或者询问挂号人员是一个办法，但是有些地方，这些人员也可能判断不准确。不知道怎么挂号，成为很多患者的烦心事。我的建议是，首先冷静下来，看看提示牌上面都有哪些科室，一般骨科的分科多数是按照身体部位分的。比如：脊柱外科（脖子、后背、腰），手外科、关节外科、足踝外科等。

你哪个部位不舒服就挂哪个科的号。也有按照是病还是伤分科的，比如创伤骨科，一看就是看外伤的。还有是根据年龄分科的，比如小儿骨科，就是专门给14岁以下小孩子看病的。还有看特殊病的，比如比较专业的运动员损伤，就有运动医学科或者运动损伤科。一般来说，运动医学科比较综合，除了骨科也看运动造成的其他脏器的问题，而且比较偏于轻伤，不需要手术的患者。运动损伤科偏于看骨外伤，对于运动的严重损伤治疗比较有经验，特别是需要手术的患者。还有专门看骨肿瘤的骨肿瘤科，对于骨头上长包块的，或者没有外伤也肿胀起来的，先去这里看看比较好。以上这些，和自己的情况大致对照一下，就可以知道挂哪个科室的号了。

四、应该怎样看骨科病

一般去专科医院看病多数有几种情况。一是不知道什么病，一直治疗效果不好。最好先去挂专业科室的普通号，看看大致什么问题。另一种是，看了很多地方确诊不了或者是治疗方法确定不了的，就应该直接挂专家号了。第三种就是疾病复杂危险，别的地方治不了，那就要看看这些专科里面哪位是最权威的专家，只有找他还比较有希望。

很多医院里面有特需医疗，条件比较好，但是不在国家的保障范围，需要自费，经济条件好的可以去。因为看病的人群较小，去看看是否能够找到特别权威的专家也是一个窍门。但是如果病不重，真的没有必要找大专家，一是挂号难，二是浪费了专家的宝贵时间，三是病情简单，大专家也是和普通医生一样告诉你基本的治疗方法，没有什么特别的，简单的病谁都是一样治。

看病的时候和医生介绍自己的情况非常重要。很多患者不知道该怎么说，极端的是什么都说，没有重点。另一种是相反，缄口不语，问一句答半句。最为错误的是和医生"要心眼"，明明知道的情况就是不说，让医生猜一猜，忘了自己是来看病而不是搞智力测验，是希望得到医生的帮助。所以与其让医生猜，不如直接告诉所有信息，听听医生的建议。更关键的是有些医生很会斗心眼，不上你的当，你就因此觉得他水平高，其实那不一定是最棒的医生。另外一些医生很老实，被你骗入歧途，当你很得意他判断的失误，认为他不行的时候，却也失去了他宝贵的正确建议，很可能那是你唯一的治疗机会。

五、科学也需要信仰和敬重

我们无论去庙里还是道观或者教堂和礼拜堂，无一不是抱着崇敬的心情，哪怕不信，也不敢胡言乱语，因为总有人告诫你会遭报应的。而且很多人也知道"信则灵"的规律，反之不信自然就不灵了。讲到这里你可能会说，这是神学范畴，和医学不沾边好不好。错了。首先，从历史的角度看，医学虽然是科学，但是它的开始就是从神学分离出来的，否则为什么至今很多的医院都是和教堂一体的，西藏至今保留着喇嘛也管看病的职能。何况，我们平时总说医生的职业是神圣的，护士是天使。这些西方的概念已经在中国深入人心，但是大多数人没有想过这是地地道道的神学的描述。

另一方面，从自然规律的角度说，神学为什么会出现又会如此受到敬重呢？因为神学就是人们将自然里不可知不可抗拒的部分，通过一个具体描述的偶像比如耶稣、释迦牟尼等来代表，通过神圣、庄严来规定人们在不可知不可控的阶段不要违背和触犯这些规律。从而教导人类族群走向和谐发展，而不是暴走灭亡。那么，如果神学的使命是告诫人类要遵从自然规律而生活，那么医学就是告诉人们怎样遵守自然的规律来面对自然的本源——生命。

随着科学的发展，人类越来越知道更多的疾病规律和治疗的方法。到了一定的阶段，自信心空前高涨，觉得人类可以掌控一切。几十年前，当分子生物学、基因学打开那神秘大门的时候，很多人兴奋地说，我们已经看到了曙光，十年之内可以攻克癌症。可是几个十年过去了，我们才发现，我们只是走入了一扇门，可里面是一条重新开始的漫长之路。所以医学即使发展到今天，还是存在已知的具体规律和未知的多数规律。也就是说，生命和疾病还是没有被完全弄清楚，依然是自然世界中最为神秘的部分。从这意义上讲，医学并没有能够真正走下神坛。

医生确实不是物理学家和数学家，可以只告诉你已知的规律。因为医生面对的患者和疾病永远带有未知的部分，而绝不能把已知和未知两者分而治之，必须一起解决。未知的部分自然无法有把握解决，甚至结果很可能不好。这些不可知在神学范畴很好解释，好与不好的结果都可以解释为现世或前世修行的结果。我们面对神，一切都认命。但是同样的问题，在面对疾病的时候，我们却只想要唯一的结果，也是最理想的结果，但这是不可能的。在看病的时候，必然会有好的结果和不好的结果。好的是多的，但是总会有不可预测的意外结果出现，医生对于这不可知的部分控制不了。所以难为医生就如同进到庙里交了善款就必须如愿以偿，否则就难为僧人一样，是对自然之神的背叛和亵渎。

医学上的未知还有太多。最近的例子，就是2003年的"非典

（严重急性呼吸综合征）"和之后出现的"禽流感（人感染禽流感）"。没有人明白，这么可怕的病毒怎么就出现了，为什么出现或不出现，为什么在这里出现而不在那里出现，为什么这个人会死而那个人会活。这时候医生的力量显得多么不够，所以面对生命，大自然的未知还有很多很多，我们要学会尊重生命，尊重那些帮助我们和自然力量沟通的人——医生。疾病是医生和患者的共同敌人，患者和医生要共同努力，才可能战胜敌人。

如果我们明白了这些，就应该知道我们看病就必须信任和尊重医生的道理了。前一段以美国为首的商业社会鼓吹医患应该合同制。几十年过去了，除了不断增加的医生和患者双方的经济负担，以及大量流入律师腰包的可观收入外，患者得到了什么呢？钱的赔偿啊！也许是吧，但是别忘了那些钱是全社会人增加的负担，自然包括你在内。因为资本主义是商业化的，你要医生赔钱，医生赔不起，就要买昂贵的保险，钱从哪里来，只能提高医疗的收费，如果是国家保障的，国家的钱哪里来，当然是所有纳税人。所以得益的只是律师行业和保险行业。在医疗内容上没有任何对患者更好的改变，因为医学尚有不可知的神秘部分，签了再多的合同，医生也是无法完全掌控。确切地说，医生掌握不了人的生老病死，只能给予帮助。所以一位知名的管理学家说过，他从来不信医患搞契约可以解决治病，路只有一条，你信任这个医生就一切交给他来治疗，如果不信，就去找你信任的。不信是不可能灵的，因为不论什么结果，你都会认为医生可以做得更好，那怎么会灵呢？

有意思的是，在一些古老的地区，人们信奉神灵，也信仰医生。有一个真实的故事，一个患者在乡村病了，送到县城，医生没有办法只有选择开刀，但是打开肚子，发现肿瘤已经转移得到处都是，只好又关上肚子送到了省城大医院。路途遥远，到了那地方，患者已经没有办法治疗而死去。大医院的医生叹息道你们当地医生不行，要是在我们这里手术也许就好了。但是患者家属却发怒了，他说：也许？"看来你并不能保障我有好的结果，那就不要污蔑当地医生，我感到了他们是真的尽力了，这就是最好的医生。"想想看，也许大医院可以手术成功，但是对于晚期肿瘤的来说结果又有多大的不同？可能是几十万元换回多活几十天？没有答案。也许，医生的好坏真是应该用如此的简朴方法来判断吧。

当骨科的患者看病的时候，应该首先相信医生的建议是最好的。当你不确定你是否相信，那就不要勉强自己去接受治疗。可以再想想或者找寻一下你能相信的医生。要说看病有秘笈的话，最重要的秘笈就是要找到你信任的医生，一切听他的建议，所有的结果你都坦然接受，相信这是科学的结果或者是命运的安排。而医生，应该尽其所能，因为你是患者信任的，帮助他沟通神秘的生命规律的人。

结束语

　　骨科是外科系统里最古老的学科，也是最普通的疾病多发的部位。权威人士统计，骨科疾病与常见的高血压、糖尿病等发病率没有区别，所以要想不得骨科病比较难。重要的是怎样尽量少得病，学会与骨科疾病良好相处，以及采取最恰当的治疗方法。

骨科疾病还是很有特点的。首先，它富运动系统疾病，所以与"运动"密切相关。一旦得了病，首先的基础治疗就是制动，也就是说尽快处于不活动、休息的状态。这是让骨科病最快缓解的好方法。但是短期休息不管用的，要去医院看了。第二个特点，骨科疾病很多是慢性病，不会一下子就好，需要做"长期斗争"的准备。第三，骨科疾病很多有自愈性，虽然病程需要一些时间，但是可以不治也能好转。这就需要专业医生帮助指导。第四，运动系统的疾病很多是"零件"损坏，那么手术修理就是最好的方法，应该正确认识手术治疗，不能一味地惧怕手术。

这本书尽量用通俗的语言帮助大家了解骨骼系统的健康问题。里面涉及的基本都是比较基础和常见的问题，没有深奥复杂的诊断、治疗内容。希望读者能把它作为一个骨科的科普书籍来阅读。

骨的出现有着重要的进化意义，骨是人类最重要的组织，也是长寿健康的基础。健康与否主要取决于三点：基因和长期的生活条件以及每天的现状。如果前两点是我们不可改变的，那么我们为什么不从现状做起改变自己的生活状况呢？饮食、运动和阳光！我们在现实的洪流中可能迷失了方向，但是100年不及生命历程的一瞬。停一下，回顾思考一番，那么答案也许是更亲近大自然的生活，以及适应自然规律的心态。这两点可以使我们生活得更健康快乐，如果是，为什么不去做呢？！

图书在版编目（CIP）数据

警惕·骨头 / 田伟著. ——北京：中国科学技术出版社，2016.10

ISBN 978-7-5046-7224-7

Ⅰ.①警… Ⅱ.①田… Ⅲ.①骨疾病－防治 Ⅳ.①R68

中国版本图书馆CIP数据核字(2016)第218239号

策划编辑	杨虚杰
责任编辑	胡 怡　侯满茹
封面设计	林海波
设计制作	犀烛书局
插图绘制	毛 毛
责任校对	杨京华
责任印制	马宇晨

出版发行	中国科学技术出版社
地　址	北京市海淀区中关村南大街16号
邮　编	100081
发行电话	010-62103130
传　真	010-62179148
投稿电话	010-62103136
网　址	http://www.cspbooks.com.cn

开　本	880mm×1230mm　1/32
字　数	105千字
印　张	6
版　次	2016年10月第1版
印　次	2016年10月第1次印刷
印　刷	北京华联印刷有限公司

| 书　号 | ISBN 978-7-5046-7224-7/R・1916 |
| 定　价 | 49.00元 |

（凡购买本社图书，如有缺页、倒页、脱页者，本社发行部负责调换）

田伟——————————作者

出生于北京，医学世家。曾在日本攻读医学博士4年，并获得医学博士学位，已行医30余年。

现任中国著名的骨科重镇——北京积水潭医院、北京大学第四临床医学院的院长、教授。

在颈椎病、腰腿痛等脊柱外科领域具有丰富的临床经验和深厚造诣，特别是在最尖端的人工智能技术辅助手术领域具有一定建树和创新，是这一领域的先行者，获得国家科技进步奖。

坚信的座右铭是：精诚精艺精心。